緩和ケアという物語——正しい説明という暴力　岸本寛史　創元社

はじめに

医療現場で「緩和ケア」という言葉ほど、多彩な響きを持つ言葉も珍しいと思う。ある患者にとっては「痛みをとってくれる」救いの治療を意味することもあれば、「何もしてくれない」とか「寝かせるだけ」といった否定的な反応が見られることもある。時には、「見放された」と医療者全般に敵意が向けられることもある。死を宣告されたと受け取って恐怖のどん底に落ちてしまう方もいる。患者だけではない。医療者の受け止めもさまざまである。緩和ケアに紹介することに気がすすまない医師もいれば、そうでない医師もいる。抗がん治療が始まる最初から、症状緩和のために緩和チームに紹介されることも最近は増えている。最後まで自分で患者を診たいと思いながらもそれを許さない現実の中で葛藤を感じながら緩和ケア病棟に紹介される場合もあれば、丸投げのような形で紹介される場合もある。

このような状況を目の当たりにして、緩和医療を推進したいと考える医師や看護師は、「緩和ケア」を正しく理解してもらうことが必要だと考えがちである。そして、市民に対しては啓発活動を、医療者全般に対しては教育を行うべきだという考えに行き着くことになる。たとえば、緩和医療学会の緩和ケア普及啓発事業では、二〇一四年五月二十三日に「緩和ケアをより分かりやすく説明する『市民に向けた緩和ケアの説明文』を新たに決定！」とプレスリリースを行っている。それによると、「これまでの緩和ケアの説明は、WHOによる定義をもとに、それぞれが独自の表現で説明してきたため、必ずしも統一された説明にはなっていませんでした。そのため、市民にとっては聞くたびに様々な言葉で表現されるため、緩和ケアを正しく認識することが困難となっています」（傍点筆者）と述べられている。

しかし、果たして「緩和ケアの正しい認識」とは何だろうか。臨床の現場で日々患者の語りに耳を傾ければ傾けるほど、何が正しいのかわからなくなる。緩和医療学会が勧める統一した説明（緩和ケアとは、重い病を抱える患者やその家族一人ひとりの身体や心などの様々なつらさをやわらげ、より豊かな人生を送ることができるように支えていくケア）も、本書の冒頭に示したようなケースには空しく響く。さらに、第１章で述べるように、正しい理解を促そうとする姿勢は、時として、（往々にして無意識のうちに）「正しい説明という暴力」をふるうことにさえなりかねない。正しい、間違っている、という物差しで患者の話を聞くよりも、患者が抱く「緩和ケア物語」を出発点として治療やケアについて考えていくことこそ必要なのではないだろうか。

ナラティブ・アプローチにおいては、当事者の個別的な物語をまるごと尊重し、当事者を治療や操作の対象としてではなく、物語を語る主体として尊重しようとする。唯一の正しい物語があるとは考えず、複数のナラティブの共存を認める。このような特徴を持つが故に、ナラティブ・アプローチは、千差万別の患者のストーリーを医療の中心に据えるための方法論として相応しいと考える。本書で「物語」をキーワードに据えて緩和医療・緩和ケアを考えようとする理由もそこにある。

患者を正しい理解に導こうとするのではなく、患者を物語の語り手として、つまり医療の主体として位置づけ、患者が抱くストーリーを医療の中心に置こうとするスタンスをとった時に見えてくる世界を本書では描いてみたい。

緩和ケアという物語――正しい説明という暴力　目次

装丁　濱崎実幸

緩和ケアという物語——正しい説明という暴力

＊本文中文献表記について

例えば（Butler, 2005/2008）は、二〇〇五年発行の文献の翻訳が二〇〇八年発行であることを示しています。

第1章　物語としての緩和ケア

1　緩和ケア病棟は安楽死させてくれる所？

飛田さん〔六十代女性、仮名〕は、私の顔を見るなり、「緩和ケアに紹介してください。緩和ケア（病棟）に移ったらすぐに逝かせてくれるんでしょう。もう生きていくのに疲れました。緩和で安楽死したい。すぐにでも紹介してもらえませんか」と、切迫した様子で話された。五年程前に頸部の悪性腫瘍を発症したが、抗がん剤治療と放射線治療を受けて寛解状態（通常の検査ではがん細胞が認められない状態）となった。その後、何度か再発されたものの、主治医らの懸命な治療によってこれを乗り越え、寛解状態となってから二年が経過していた。

そんな彼女が今回入院されたのは、詳細は省くが、「もうすべてが嫌になったので……」と、自ら命を絶とうとされたからであった。主治医はすぐに精神科と連携して、治療にあたっていた。私が話を伺うことになったのは、本人が緩和ケア病棟に移りたいと言っているので話を聞いてもらえないだろうか、と主治医から相談があったからである。

飛田さんのがんは寛解状態だったので、緩和ケア病棟への入院の適応ではなかった。だから、「緩和ケア病棟はそういう所ではないです。緩和ケアというのは……」と説明することは、ある意味、簡単なことかもしれない。しかし、彼女の話を聞きながら、私はそうする気持ちになれなかった。これまでの治療経過を考えると、彼女が死にたくなるほど辛い気持ちもよく伝わってきたし、緩和ケアの一般的な説明をしたとしても空疎に響くだけで、彼女にとって何の意味もないように思われたからである。意味がないだけでなく、もしそのように説明をしたならば、彼女はその後、口を閉ざしてしまうか、表面上は私の話に合わせたとしても、その奥底にある気持ちは語られないままになってしまうのではないか、と感じた。

しかし、だからといって、すぐに緩和病棟に紹介することもできない。どうしたものかと迷ったが、問題は、緩和病棟に紹介するか否かではなく、もっと深いところにあると考えて、すぐに結論を出すことは控え、次回の約束をして部屋を辞した。その後、週に一、二回のペースで話を聞かせてもらうなかで、紆余曲折はあったが、話題は緩和の話からいつしか食べることへと移り、主治医と精神科医の治療も功を奏し、何とかやっていけるような状態になって退院された。

2 「正しい説明」という暴力

飛田さんは緩和ケア病棟を「すぐに逝かせてくれるところ」「安楽死させてくれるところ」と考えていた。しかしこれは医療者の認識とは異なる。緩和ケア病棟は、終末期にさしかかったがん患者に対して、病気に伴う種々の症状を緩和するための医療がおこなわれるところであって、安楽死させてくれるところではない、というのが医療者の共通認識である。この認識に基づけば、飛田さんは緩和ケア病棟のことを正しく理解していないのだから、「緩和ケアに移ったら、すぐに逝かせてくれるんでしょう」と言われたときに、緩和ケア病棟について正しい説明をして正しく理解してもらうようにすべきではなかったか、という意見を持たれる方も少なくないのではないかと思う。

この批判は、標準的な医療の枠組みからは、当然のものである。ここで標準的な医療とは、患者の主訴やその他の訴えを出発点として、診察や検査をおこなって診断を確定し、その診断に基づいて治療をおこなうという、医療現場ではごく普通におこなわれている医療のことを指す。筆者は、飛田さんの話を聞きながら、診断を下してはいない。診断をしていないのだからそれに基づいた治療もおこなわれようがない。そう考えると、筆者がおこなったことは、そもそも医療といえるのだろうか、という疑問さえ生じる。あるいは、標準的医療の立場からすると、「うつ病が隠れていないか」「痛みなどほかに緩和すべき症状が潜んでいないか」を問診して正しく診断することが先決ではないか、ということになろう。この点で、筆者の対応は批判されても仕方ないのかもしれない。

一方で、緩和ケアの定義[1]に則って正しい説明をし、正しい理解を促そうとすることに問題はないのだろうか。このような姿勢にも少なからず問題があると筆者は考える。というのも、このような「正しい説明」には、破壊的な力が潜んでおり、ジュディス・バトラーの強い表現を借りれば、倫理的な「暴力」となる危険があるからである（Butler, 2005/2008）。バトラーはアドルノ[2]に拠りつつ、倫理的暴力について、次のように述べている。曰く、「普遍的なもの」が個人と一致しそこねて、あるいは個人を包含しそこねて、普遍性への要求そのものが個人の権利を無視してしまう、という状況では、普遍的なものは暴力的なものとして現れる、と。普遍的なものがすべて暴力的である、というわけではないが、普遍的なものには暴力を行使しうる条件が潜在しており、普遍的なものを生き生きと自分のものにするということができないとそれは暴力となり得る、というのである。これを敷衍すると、緩和ケアの「正しい」定義も、患者の個々の価値観や考え方、状況を無視して一方的に正しいものとして押し付けられるなら、それは「倫理的暴力」として働く可能性がある、ということになるだろう。

このような倫理的暴力を少しでも減らすためのひとつの方法として、バトラーは、「完全な一貫性への要求を宙吊りにすること」を挙げている。ＷＨＯの緩和ケアの定義は、一般論としては正しいかもしれない。しかし、それをどこまでも貫徹するのではなく、一時保留にすることが必要となる。「問いを開かれたままに、さらには持続したものにしておくことで、私たちは他者を自由に生かす」ことができるのであり、「判断が宙吊りにされた状況下での他者の経験を通じてのみ、私たちは最終的に、他者の人間性について倫理的な省察をなし得るようになる」、バトラーはそう主張する。

飛田さんの話を聞きながら、彼女の「緩和ケア病棟は安楽死させてくれるところ」というストーリーは、こちらの世界とつながっている最後の命綱のように思われ、「正しい説明」をすることはその命綱を断つことになるかもしれない、と感じた。そしてその問いにすぐに答えることはせず、その問いを持ち続けながら彼女の話を聞いていったのである。このような会い方は、標準的医療の観点からは非難されるかもしれないが、バトラーの観点に立つならば、倫理的暴力の行使を最小限に止めようとする意味があったと言えるのではないだろうか。

3　ナラティブ・ベイスト・メディスン

「正しい説明」は倫理的暴力となる可能性がある、という自覚があれば、医療者が正しいと考えることを伝えることによって患者を傷つけてしまうことは減らせる可能性が出てくる。しかしながら、そのような姿勢をもつための理論的基盤を標準的医療のなかに見いだすことは難しい。

このような問題をどう考えればよいかと悩むなかで、ナラティブ・ベイスト・メディスン（ＮＢＭ）

---

(1)　ＷＨＯの二〇〇二年の定義によると、緩和ケアとは生命を脅かす疾患による問題に直面している患者とその家族に対して、痛みやその他の身体的問題、心理社会的問題、スピリチュアルな問題を早期に発見し、的確なアセスメントと治療を行うことによって、苦しみを予防し、和らげることで、クオリティ・オブ・ライフを改善するアプローチである、とされている。

(2)　アドルノはフランクフルト学派を代表する哲学者、社会学者で、ナチスに協力した一般人の心理的傾向について研究した。

（Greenhalgh, T. & Hurwitz, B. eds., 1998/2001）と出会った。ナラティブ・アプローチの特徴のひとつに、「ひとつの問題や経験が複数の物語り（説明）を生み出すことを認め、「唯一の真実の出来事」という概念は役にたたないことを認める」ことが挙げられている（Greenhalgh, 2003/2004）。これこそまさに、「倫理的暴力」に対抗できる理論的枠組みになるのではないか。ナラティブというキーワードを医療に持ち込むことで、標準的な医療とは異なる角度からアプローチすることができるのではないか、と考えるようになった。

ナラティブ narrative とは、日常的には「物語」「語り」を意味する言葉だが、哲学や文学、社会学などの領域では、重要なキーワードとして注目されるようになった言葉でもある。グリーンハルらがNBMを提唱したときには、人文諸科学においてナラティブがもつようになった意義と、エビデンス・ベイスト・メディスン（EBM）との対比としての意義という、少なくとも二つの意義が与えられていた。その後、斎藤は、グリーンハルの考えを踏まえて、より実践的な観点からナラティブ・ベイスト・メディスンの概念を整理した（斎藤、二〇〇三）ので、本書ではこの両者の議論を出発点とする。[3]

グリーンハルと斎藤の基本的な考え方を要約すると、次のようになる。まず、ナラティブ（物語）とは「あるできごとについての記述を、何らかの意味のある連関によりつなぎ合わせたもの」である。このことの意義については後で触れる。そして、NBMとは「病を人生という大きな物語のなかで展開するひとつの物語として捉え、患者を物語の語り手として尊重すると同時に、医学的診断や治療法もあくまで医療者側のひとつの物語とみなして相対化し、両者をすり合わせるなかから新たな物語が生まれてくることを治療とみなす」という姿勢を基本におく医学・医療となる。

本書では、この定義を出発点として、緩和ケア・緩和医療をナラティブという視点から考えることを目的とする。この定義も、絶対的に正しいものとして押し付けようとすれば、倫理的な暴力となるのではないかという意見もあろうが、後述するように、この定義には自身の見方を相対化する視点がそのなかに含まれていることが、ブレーキとなる。なお、ナラティブと類縁の概念としてストーリーがある。両者を区別して用いる場合もあるが、本書ではナラティブ、ストーリー、物語は相互に交換可能な概念として用いることにする。

4　物語という観点をもつことの意義

それでは、病を物語と見なし、医療をも物語と見なすというNBMの考え方は、標準的医療とは違って、どのような意義をもつのであろうか。ここでも飛田さんの例に戻って考えることにしたい。

飛田さんが「緩和ケア（病棟）に移ったら、すぐに逝かせてくれるんでしょう。……緩和で安楽死したい」と言われたときに、その言葉を、聞き手の価値判断を入れずにそのまま受け止めることはかなり難しい。緩和ケアには概ね

痛みやその他の苦痛な症状から解放する。
生命を尊重し、死を自然の過程と認める。
死を早めたり、引き延ばしたりしない。

(3)　物語をキーワードに据えたナラティブ・ベイスト・メディスンを提唱したのはグリーンハルら（1998/2001）だが、コロンビア大学のリタ・シャロンはすでに一九八〇年代から医療における文学の意義に注目し、文学における物語・ナラティブ論を医療に取り入れようとしてきた（Charon, 2006/2011）。文学におけるナラティブ論の概説と医療・医学への導入についてはシャロンの著書を参照されたい。

患者のために心理的、霊的側面を統合する。

死を迎えるまで患者が人生を積極的に生きてゆけるように支える。

家族が患者の病気や死別後の生活に適応できるように支える。

患者と家族——死別後のカウンセリングを含む——のニーズを満たすためにチームアプローチを適用する。

QOLを高めて、病気の過程に良い影響を与える。

病気の早い段階にも適用する。

延命を目指すそのほかの治療——化学療法、放射線療法——とも結びつく。

臨床的な不快な合併症の理解とその対応の推進に必要な諸研究を含んでいる。


（日本ホスピス緩和ケア協会訳）

というような基本方針が定められているからである。少なくとも、安楽死させてくれるところではない。このような医療者側の共通認識のため、飛田さんの語りを聞きながら、ついつい、患者の言っていることは正しくない、あるいはもっと強く言えば、間違っていると、正誤の物差しで判断してしまうことになる。

(1) 物語としての価値を認める

このとき、「ナラティブとして聞く」という観点を持っていれば、同じ言葉が少し異なる響きを持ち始める。ナラティブとは、先に述べたように、「あるできごとについての記述を、何らかの意味のある連関によりつなぎ合わせたもの」である。「緩和ケア病棟は安楽死させてくれるところ」という彼女の語りは、医療の現状に照らせば誤った認識かもしれないが、自ら命を絶とうとされた彼女の文脈のなかでは、「(彼女にとって）意味のある連関によって（「緩和ケア病棟」と「安楽死」を）つなぐことで生まれた」筋書なのかもしれない。そう捉えることができるなら、簡単に否定することはできなくなる。彼女の「緩和ケア物語」はようやく始まったところであり、最終的な筋書きがどうなるのかはわからない。ここで「緩和ケアとはそういうものではなくて……」と口を挟めば、彼女の物語は語られないまま闇に葬り去られてしまう。

つまり、飛田さんの語りは、もしそれが彼女にとっての「緩和ケア物語」と捉えることができるなら、聞き手の価値判断を通り抜けて、そのまま聞き手のなかに収まりやすくなる。それは、彼女にとっての「お話」なのだから、正しいとか間違っているということは棚上げにして、とにかく聞いていく、という姿勢を保つことができる。こうして、正誤の物差しによって間違いであると評価され切り捨てられてしまうような語りに、物語としての価値を見いだそうとするのである。

緩和ケアの現場は、人生のさまざまな物語が交錯する場である。そこで語られるさまざまな語りを、医学の物差しで評価することも大切だが、それだけでなく、そこに固有の価値を見いだしていくこともまた、それと同じくらい、あるいはそれ以上に大切である。ナラティブという視点を持つことによって、患者の「語り」は物語としての価値をもつことになる。

(2) 括弧に入れる

患者の「語り」は物語としての価値を獲得する一方で、医学的な疾患概念や治療が物語とみなされると、それらは逆に、科学的根拠のある真実というよりは、やはりひとつの物語として、いわば格下げされることになる。「緩和ケア病棟は安楽死させてくれる所ではない」という医療者にとっての常識も、動かすことのできない厳然たる真実としてではなく、医療者がつくりあげてきた「お話」として括弧に入れられることになるのである。ただし、「括弧に入れる」とは、放棄するのではなく、医学的観点を一時留保して、先ほどのバトラーの言葉を使えば「判断を宙づりにして」、まずは相手の話を聞こうという姿勢をさす。[4]

医学的診断や治療を物語と見なすという姿勢をもつためには、医療者側に相当な価値観の変革が求められる。これは、医療者が拠って立つ基盤を揺さぶられることになるので、なかなか大変なことであるが、ナラティブ・アプローチをおこなううえでは避けられない。というのも、これは、実際には、患者の語りを物語として尊重するというプロセスと表裏一体のものだからである。患者の語りを物語として尊重するためには、自分が大切にしてきたものの見方を、エビデンスさえも、懐にしまわなければならない。

ここで注意すべきは、繰り返しになるが、物語と見なすということは、医学的観点を放棄することではない、という点である。医学的観点を放棄するということは、裏を返せば、患者の語りが絶対的真実と位置づけられるということでもある。物語は真実と無秩序の中間あたりに生起する。そのいずれをも絶対視しないという姿勢が大切であり、それを表すためにここでは「括弧に入れる」という表現を用いているのである。

かくして、「物語」という観点をもつことの意義は、まず第一に、誤ったもの、意味のないものとして葬られたり蔑ろにされたりしかねない患者の語りを救出し、逆に医学的な疾患概念や治療法を医療者側の物語として「括弧に入れる」ことによって、両者を同等の重みをもって聞き手のなかに収める、ということになる。

(3) 変身

さらに大切なのは、この重み付けとも関連していることであるが、患者の語りを「物語」として受け取ることは、必然的に、患者をその物語の「語り手」として、位置づけることになる、という点である。これは大きな視点の変換である。というのも、真偽・正誤の物差しで見ているかぎり、患者は誤りを正されるべき「対象」とみなされ続ける。しかし、物語の「語り手」となれば話は別である。患者は、正さなければならない「対象」から、物語を語る「主体」へと「変身」[5]するからである。

なお、このプロセスも、医療者が医療をおこなう主体の座を明け渡すことと表裏一体であり、場合によっては身が切られるような痛みを伴うプロセスとなり得る。この点については次章で詳しく述べるが、筆者がまだ駆け出しの頃に体験したことを少し述べておきたい。

筆者が主治医をしていた骨髄異形成症候群から白血病に移行した若い女性で、医学的には骨髄移植の絶対適応とされている方がおられた。当時の医学的見解では、骨髄移植以外に治癒の道はなく、移植をかなり強く勧めたが、両親は頑として拒まれた。ひどいと思ったが、なぜか、両親も本人も私のことを信頼してくださり、抗がん剤治療は続けられた。その後重症の肺炎を合併して抗がん剤治療も続けられない状況となったが、不思議と血液検査のほうは落ち着いていて、肺炎からの回復も年余にわたったが、元気になられた。その後、抗がん剤治療なしで数年が経過したが、再発の兆候はなく、ほとんど治癒したといっていい状態であった。この頃になって私自身、ご両親の選択は正しかったと実感するようになっていた。彼女とご両親に教えていただいたのは、「医学的に正しいとされていることでも絶対ではない」ということだった。このような経験を重ねるなかで、筆者は医師が医療の主役ではないということを、身をもって知るようになってき

(4) 山中康裕も「カッコに閉じる」という方法論をよく用いる。山中の場合、講演のなかで話が本題からそれそうになるときにこの方法論を用いる。括弧のさまざまな意義については、『括弧の意味論』(木村大治著、二〇一一年、NTT出版)が参考になる。

(5) ナラティブ・アプローチでは、「物語の書き換え」と言われることが多いが、これは語られた内容に焦点を当てた言い方なので、本稿では、語り手や聞き手の在り方に焦点を当て、「変身」と記す。

た。ただし、完全に相手任せにするのではなく、物語の共著者として、医療者もある程度の主体性を発揮することは必要であると考える。

患者が物語の語り手として医療の主体に変身できるチャンスは、そういう視点をもって丁寧に見ていけば、至るところにある。たとえば、モルヒネの増減をめぐるやりとり、ケアの方法、療養場所の選択など、さまざまな場面が思い浮かぶ。患者が自分の思いをふと表出したときに、その芽を摘まないようにしたいと思う。

(4) 治療としての対話

医療においては、患者との対話は、診断や治療に必要な情報を得るための手段として考えられている。しかし、物語という視点を取り入れ、医学的診断や治療を括弧に入れて、患者を物語の語り手として尊重するならば、対話こそ「医療における最も本質的な行為」と位置づけられる。そして、「診断や治療は、そのような対話のプロセスのなかで採用され、利用される道具であり、副次的なプロセスである、と考えることさえ可能である」(斎藤、二〇〇三)。この点については第3章で改めて論じるが、ここでも標準的医療のスタンスはひっくり返される。手術であれ抗がん剤治療であれ、ありとあらゆる医療行為が、患者との対話のなかでその意義を見いだすのであって、その逆ではない。これは、医学的治療の価値を否定するのでは全くない。標準的医療の疾患概念や治療法は、患者の文脈のなかに意味あるものとして位置づけられることによりその真価を発揮する。そして対話は、そのプロセスで中心的な役割を果たすものと位置づけられるのである。

対話を治療として位置づけるためには、独善的にならないためにも、対話を振り返って検討する作業は欠かせない。そのために、従来の医学的な症例報告ではなく、語りをベースにした事例研究が大切な方法論になると筆者は考える。この場合、事例研究の目的は、まれな症例を報告したり、何らかの有効な方法を提唱したり、成功例を示したりすることではない。EBMの立場からは、症例研究はランダマイズド研究と比べてエビデンスレベルが低いものと位置づけられるが、それは目的に拠るのであって、「ナラティブ」という観点からみれば、事例研究の価値を再検討する必要があるということになる（岸本・斎藤、二〇〇六）。語りベースの記録や研究によって、臨床実践・判断のプロセスや治療関係の在り方などを丁寧に見ていくことが可能となる（岸本、二〇一一）が、ランダマイズド研究では、自分の臨床実践を振り返ることは難しい。シャロンも早くからこの点に注目して、パラレル・チャートを開発し、主に教育の場面で利用してきた（Charon, 2006/2011）。書くことの問題については第12章で論じる。

5　緩和ケアの基盤にある物語

緩和ケアにおいて、話を聞くことの重要性を疑う者はいないであろう。わざわざナラティブということを持ち出さなくともよいのではないか、とする意見もあるだろう。しかし、ただ話を聞けばよいというのはあまりに素朴な考え方である。ナラティブにはさまざまな側面がある。「ナラティブ」というキーワードを導入する利点のひとつとして、「緩和ケア」自体をひとつの「物語」として見る視点を提供してくれることが挙げられる。ナラティブには、具体的に語られた内容とか発話行為といった面だけでなく、その根底にあるパターンに目を向けると、語り手や聞き手自身を縛ってしまうという面があることもわかる。斎藤（二〇〇三）は「私たちは自分自身のナラティブに拠って縛られており、自分自身のナラティブを通してしか世界を理解できないのである」と述べ、ナラティブのこのような側面を「基盤としてのナラティブ」と呼んでいる。それでは、「緩和ケア」「緩和医療」の基盤にはどのようなナラティブがあるだろうか。「ターミナルケア」

や「終末期医療」と並べてみると、そのことがより明瞭になるかもしれない。「ターミナルケア」という場合、「死に臨む」ということが根本にあり、死とどう対峙するかということが前に出てくる。一方、緩和ケアという場合、その名が示す通り、症状の緩和、症状の除去が前面に出て、「死」の問題は一歩後ろに下がる。「ターミナルケア」の基盤には「死に臨む」というナラティブがあるのに対し、「緩和ケア」には「症状をできるだけ取り除いて苦痛を緩和する」、というナラティブが優位となっているように思われる。それでは、そのようなナラティブは緩和ケアに携わる者をどのように縛るだろうか。

症状を緩和するというナラティブが優位な状態で患者の話を聞くと、たとえば患者が「モルヒネを使いたくない」という場合、モルヒネを使わずに様子を見ることに医療者が罪悪感を抱いてしまう。病棟全体にそのような雰囲気があるときにはなおさらである。もちろん、丁寧に話を聞いて、丁寧に説明をして、モルヒネを使ってみるという気持ちになられ、うまくモルヒネが導入できればそれはそれでよいのだが、場合によっては、かさぶたが自然に脱落していくように、モルヒネを使いたくないという気持ちが薄れるまで待つことが必要なこともある。また、症状にはさまざまな意味がある。痛みが取れたとたんに落ち着きがなくなり不眠となられた方が、「痛みがあるときには、そのことを考えずに済んだのですが、痛みが取れて何も苦痛なところがなくなると、それはそれで本当にありがたいことなのですが、これからのことなんかが次々と目の前に出てきて、このほうが苦しいです。せっかく痛みを取っていただいたのに贅沢を申し上げるようで心苦しいのですが」と言われたことがある。痛みはその患者にとって「死のこと」を遠ざけてくれる守りとしても働いていたのである。[6]「緩和」という物語に縛られると、症状を根絶すべき諸悪の根源とみて、医師も看護師も薬剤師も、症状除去のための掃討作戦に走ることになりかねない。そうすると、患者ひとりが取り残されてさらに追い込まれてしまう、ということも起こり得るのではないだろうか。

詩人の谷川俊太郎が「西洋医学でも『ナラティブ・ベイスト・メディスン』なんて言葉が出てきているみ

たいだけど、もっと普通の話なんだよね。みんな難しい名前がついちゃうのがすごくおかしい。西洋の学問体系にとらわれなくてもいいから、患者に話す時にはふつうの言葉を使ってほしい」と批判しているのは全く正しい。しかし一方で、西洋医学を学び、実践するわれわれ医療者は、知らないうちに医学的観点を絶対視し、倫理的な暴力を振るっている可能性もある。特に、近年のエビデンス重視の傾向がそれを後押ししていると感じられるし、緩和医療もその例外ではないと思う。ナラティブという視点はそれにブレーキをかける可能性をもつものとして、大いに意味があると思うのである。

文献

- Butler, J. (2005) Giving an Account of Oneself. Fordham University Press. 佐藤嘉幸・清水知子訳（二〇〇八）『自分自身を説明すること』月曜社
- Charon, R. (2006) Narrative Medicine. Oxford University Press. 斎藤清二・岸本寛史・宮田靖志・山本和利訳（二〇一一）『ナラティブ・メディスン』医学書院
- Greenhalgh, T., Hurwitz, B. eds. (1998) Narrative Based Medicine. BMJ Books. 斎藤清二・山本和利・岸本寛史監訳（二〇〇一）『ナラティブ・ベイスト・メディスン』金剛出版
- Greenhalgh, T., Collard, A. (2003) Narrative Based Health Care. BMJ Books. 斎藤清二訳（二〇〇四）『保健専門職のためのNBMワークブック』金剛出版
- 岸本寛史（二〇一一）「身体と言語とカルテ」『N：ナラティヴとケア』2、58−64頁
- 岸本寛史・斎藤清二（二〇〇六）「新しい人間科学的研究法としての事例研究」『心身医学』46(9)、789−798頁
- 斎藤清二（二〇〇三）「ナラティブ・ベイスト・メディスンとはなにか」斎藤清二・岸本寛史『ナラティブ・ベイスト・メディスンの実践』金剛出版

---

(6) 誤解のないように付言しておくが、痛みをとることに反対をしているわけではない。

第2章　緩和ケアを語りベースにする

1 スキルとしてのナラティブ

第1章においては、緩和ケアにナラティブという視点を持ち込むことの意義について検討した。本章では、緩和ケアを語りベースにしたときに、どのようなことが問題となるかについて、実際の例に添いながら考えてみたい。ナラティブのような新しい概念が出てきたとき、それをどう活用するのか、という問いは自然に出てくるものであろう。しかし、「がんの治療において抗がん剤治療を適用する」というのと同じような意味で、「ナラティブ・アプローチという方法を緩和ケアに適用する」と言えるかどうかについては一考の余地がある。語りベースの実践的側面について論じる前に、「ナラティブ」もしくは「ナラティブ・アプローチ」という概念は、活用することのできるツール、あるいはスキルなのか、という点について考えておきたい。

米国においてナラティブ・メディスンを提唱したリタ・シャロンなら、この問いに対してきっぱりとイエスと答えるだろう。彼女はその著書『ナラティブ・メディスン』（Charon, 2006/2011）の冒頭でナラティブとナラティブ・メディスンを次のように明確に定義している。

ナラティブとは、語り手、聴き手、時間経過、筋書（plot）、そして目的（point）を備えたストーリーであると定義できる。文学の教師、小説家、物語の語り手、自分の病気を著述した患者といった人たちの協力を得て、私たちの医療センターでは、医療専門職に、病いの物語を聴くために必要な技能（skill）、それが意味することを理解するために必要な技能、これらの物語を正確かつ豊かに解釈するために必要な技能、そして患者の立たされている苦境をその複雑さとともにまるごと把握するために必要な技能を教えている。これらの技能がナラティブ・スキル（narrative skills：物語技能）である。これらの技能によって、ある人は別の人の話した物語を受け取り、理解することができるようになる。医師が患者の体験していることをある程度でも理解しない限り、謙虚さと信頼と尊厳をもって医学的ケアを進めることができない。私はナラティブ・メディスン（narrative medicine：物語医療学）という言葉を用いるが、これは病いの物語を認識し、それを読み取り、解釈し、それに心を動かされるという、ナラティブ・スキルを用いて実践する医療／医学を意味する。

このように、シャロンは、ナラティブ技能を用いて実践する医療を「ナラティブ・メディスン」と明確に定義し、その技能は教育可能なものであるとしている。また、彼女は随所でナラティブ・コンピテンス（物語能力 narrative competence）の重要性を強調し、この能力を育むことが医療実践を豊かにするとして、医学教育や医療者の教育に積極的にナラティブ・トレーニングを取り入れようとしている。

また、『ナラティブ・ベイスト・メディスン』（Greenhalgh, T. & Hurwitz, B. eds., 1998/2001）の著者の一人で、その実践的主導者と言える英国のジョン・ローナーはナラティブ・アプローチの主要な概念として六つのCを挙げている（Launer, 2002/2005）。その六つとは、会話 Conversation、好奇心 Curiosity、循環性 Circularity、コンテクスト Context、共同創作 Co-creation、慎重性 Caution の六つである。そして、これらの概念を実行に移すため、「違いとつながりを探求すること」「仮説を立てること」「循環的質問をすること」「戦略を練ること」「パワーを共有すること」「反映的質問をすること」「新たなふさわしいストーリーを見出すこと」といった「テクニック」について具体的に論じている。シャロンもローナーもナラティブというスキルを用いた医療の実践を積極的に推し進めようとしている。

2　視点としてのナラティブ

一方、ナラティブ・ベイスト・メディスンの提唱者の一人であるグリーンハルが二〇〇四年に来日した際、東京大学でおこなわれたシンポジウムで、発表者の一人である早稲田大学の辻内は、「コンピューターのたとえを使うなら、ナラティブ・ベイスト・メディスンは単にナラティブ・アプローチというソフトをインストゥールするというだけでなく、OS (operating system) をマックからウィンドウズに切り替えるような根本的な変換が求められる」〔文責は筆者〕、と述べて、ナラティブという概念が、単にスキルの習得に留まらない広がりと深まりを持っていることを、巧みな比喩を用いて明快に主張した。

斎藤（二〇〇三）のナラティブ・ベイスト・メディスンの基本的考え方にも、同様の主張を見てとれる。斎藤は、既に述べたように、ナラティブ・ベイスト・メディスンを、「病を人生という大きな物語の中で展開するひとつの物語とみなし、患者を物語の語り手として尊重する。と同時に、医学的な診断や治療法も医療者側の物語とみなし、双方の物語をすり合わせる中で新たな物語を作り出していくことを治療と考える」としている。ここで、医学的な診断や治療法も医療者側の物語とみなす、というところが先ほどのOSの切り替えとつながってくる部分であり、その背景には社会構成主義の影響を受けたポスト・モダンのスタンスがある。

ナラティブのこのような側面を、「スキルとしてのナラティブ」と対比して、「視点としてのナラティブ」と呼ぶことができる（斎藤、二〇〇三）。ナラティブ・ベイスト・メディスンを提唱したグリーンハルやハーウィッツも、このような点を意識して、医療におけるナラティブの実践的側面だけでなく、研究や教育においても、ナラティブという視点を取り入れることでパラダイムシフトをもたらそうとしているように思われる。この立場からすると、医学的観点を至上のものとする物の見方を変えないかぎり、ナラティブを活用することはできないのではないかという感じもしてくる。

3　ある肺がん患者の語りから

視点としてのナラティブとスキルとしてのナラティブを対照させて述べたが、その違いは実践においてはそれほど明確なものではない。ナラティブをツールとして使うとしても、患者の話を聞くことを追求していくと、たとえ医学的に正しいとされることであっても、こちら側のものの見方や意見はとりあえずカッコに入れて、相手の言いたいことを聞いていくことが必要になってくる。これは、医学的な観点を唯一正しいものと位置づけ、それをおこなうことが医療であると考えているかぎりできないわけで、患者の話を患者の意向に添う形で聞き続けると、医療者側がもつナラティブそのものを書き換えるという問題に直面することを避けられない。医療者側のナラティブの書き換えが、患者のケアにおいて非常に重要になってくるということを事例に添って考えてみたい。この点が緩和ケアにおいて最も核になる部分ではないか、と筆者は考えているからである。

ここでは、ある肺がんの六十代女性の語りを取り上げる。骨転移、がん性胸膜炎、胸壁浸潤による疼痛を訴えておられたので、オピオイド（医療用麻薬の総称）が徐々に増量されていたが、痛みが今ひとつすっきり取れないため、相談を受けた。お会いすると、右の胸をさすりながら座位をとるのがやっとで、痛みは辛そうであったが、薬のことに話題が及ぶと表情が曇り、オピオイドの増量には気乗りしない様子であった。

それでも、病棟スタッフに励まされながらオピオイドを少しずつ増量していったが、痛みは思ったほどよくならないということで、鬱々とした様子が続いていた。どうしたものかと考えあぐねながらしばらくお会いしていると、看護師に次のような話が語られたことが記載されていた。

もう、どうしていいかわからない。薬が増えても痛みはマシにならないのに薬だけがどんどん増えていく。しんどいしフラフラになるし吐き気も出ている。先生とか薬剤師さんに「痛みは?」って聞かれたら、痛いので「痛い」って答える。そうしたらまた薬が増える。先生に「痛みのコントロールがまだできていないので、薬を増やしてみましょう」って言われたら、私もそうなのかもって思ってしまって「わかりました」って確かに同意している。でも、薬を増やしてもぜんぜん痛みは変わらないし、「わかりました」って言っていても、心のなかではどこかで嫌だって思っている。でも、痛みがあるのに痛くないって言うのもおかしいし。私は、本当は薬を増やしてほしくないと思っているけどそれが伝えられないことが、精神的にこたえる。

4 ストーリーのずれ

語りはまだ続くが、続きは後に述べることとして、ここまでの語りを聞いた時点で、聞き手にどのような反応が生じるか、想像してみよう。

筆者が相談を受けたとき、オピオイドの使い方は標準的なやり方で調整されており、特に問題があるわけではなかった。突出痛か持続痛かをアセスメントし、患者にも薬を増やすかどうかを相談したうえで、レスキューの使用量を踏まえてベースのオピオイドの量は調整されていた。主治医も病棟看護師も薬剤師も、何とか痛みをとってあげたいといろいろと工夫をし、オピオイドの説明も繰り返し丁寧におこなって、医療者側としては、本人が納得したうえでオピオイドも増量していたと思っていた。そのような状況で痛みはマシにならないのに、薬だけがどんどん増えていくと言われたら、どうだろうか。責められているような気がして、いい気はしないだろう（不快）。さらに「『わかりました』って確かに同意している」けど「心のなかではどこかで嫌だって思っている」と言われれば、「あれほど丁寧に説明したのに、受け入れができていない」と責めたくなったり（非難）、「嫌なら嫌とはっきり言ってくれればいいのに」と腹立たしく感じたり（怒り）、「せっかく痛みを取ってあげようといろいろ工夫をしているのに、そんな態度に出るのなら、もう好きにすればいい」とさじを投げたくなったりする（放棄）こともあるのではないだろうか。痛みをとってあげようと熱心に関わっていればいるほど、そのような思いは強くなりやすい。

少し冷静になって、第三者的に吟味すれば、上記の語りは「医療者と患者自身の抱いているストーリーにずれがある」ことを明らかにするものである、と受け取ることが可能である。しかし、当事者として患者の治療やケアに関わりながら、これを「医療者と患者のずれを明らかにする語り」と冷静に受け取ることは簡単なことではない。

聞き手の内面に生じる、不快・非難・立腹・放棄といった反応は、ある程度、自然なものなので、この種の反応を生じないようにすることは難しいだけでなく、意識下に抑えようとすると、無意識に患者に対して高圧的になったり心が離れたりすることになり、問題が潜行してしまうことになりかねない。聞き手のなかに生じてくるこれらの反応を、抑えるのではなく、意識することのほうが、大切となってくる。これは、言うは易くおこなうは難しいもので、訓練が必要である。というのも、意識下に抑圧するほうが楽であり、自分のなかに生じる否定的な感情を意識することのほうが、よほどエネルギーを必要とするからである。

ここで、斎藤（二〇〇三）の「基盤としてのナラティブ」という観点がある程度助けとなる。「基盤としてのナラティブ」は医療従事者の基本姿勢に深く影響しており、我々が現場で起こることを理解したりそれに対処しようとするときに、無意識のうちにそのナラティブに基づいておこなわれる。たとえば、「がんの痛みはとらねばならない」というナラティブが医療スタッフの基盤にあると、痛みに関する訴えが聞かれるたびに、痛みを取るべくありとあらゆる方策が講じられることになり、その筋書きから外れる語りを否定したくなる。基盤にどのようなナラティブがあるかを意識することで、それに合わない事柄が語られたとしても、現象のほうを切り捨てるのではなく、聞き手のナラティブの書き換えの必要性へと目を向けることができる。

自分の基盤にどのようなナラティブがあるかを普段から考えておくことが大切である。なお、念のため述べておくが、筆者は、がんの痛みを取ることに反対しているわけではない。患者と医療者のストーリーにずれが生じていることに注意を促すのがここでの意図なので、誤解しないでいただきたい。

5　新たなストーリー

さて、このようにストーリーにずれがあることがわかったとき、どうすればよいだろうか。先ほどの語りに続いて、以下のようなことが語られた。

自分の薬を増やしたくないっていう気持ちと反対にどんどん薬が増えていくことが一番ストレス。痛みは平行線なのにストレスのほうがどんどん増えていっていることが精神的に辛い。自分の意思が伝わらないことのストレスが大きい。このまま薬を増やしても痛みは変わらないと思うからむしろ薬を減らして欲しい。痛みや症状の問題より精神的な問題のほうが勝っているから、薬を増やすことばかりじゃなく減らすことも考えて欲しい。減らしてみたら自分でも痛みのことが分かると思う。今まで不安のことを話したりしたけど、ここまでのことを言ったことがなくてずっと溜めていた。私なりにはけっこう気持ちを言っていたつもりだったけど遠慮の気持ちもあってなかなかズバッとは言えてなかった。だから薬を減らしたいと思っているとまで伝わっていなかったのかもしれない。

聞き手の基盤に「がんの痛みはとらねばならない」というナラティブがあって、聞き手がその影響を強く受けているという自覚がないと、「薬を減らしたい」という患者の訴えは、到底受け入れられないと感じられるだろう。そして医学的見地からは、ナンセンスなこととして無視されることになりかねない。「オピオイドについての知識が足りないのでそういうことを言うのだから、もっと説明をすればよいのではないか」とか、「減らせば痛みが強くなることは明らかなので減らすことはできない、とはっきりというべきだ」といった意見が当然出てくるだろう。

これらの主張にはそれなりの根拠はあるが、患者のストーリーよりも医療者側のストーリーが優先されているので「自分の意思が伝わらないことのストレス」はさらに増すことになる。ここに第1章で述べた「倫理的暴力」の可能性が潜んでおり、医療者側のストーリーを押し付けるなら、事態は一層もつれることが予想される。

ここで聞き手が、前半の語りから「ストーリーのずれ」に気づき、そのずれを修復するヒントを患者自身の語りに捜すようなつもりで聞いていると、上記の患者の語りに、異なる響きが聞こえてくる。つまり、それまでは、医者に尋ねられても本当のことが言えなかったこの患者が、「自分の気持ちを表に出さないでずっと溜め込んでいた」と自ら話すことができ、「薬を減らしたい」と自ら申し出るほど自分を主張できるようになったのだから、そういう観点から見るなら、患者の姿勢に大きな変化が見て取れる。患者がわがままなことを言っていると受け取るか、それとも、主体性が発揮され始めたと受け取るか。今後の展開を左右する大切な分岐点に立ち会っているのである。

この場面で医療者が患者の意を汲もうとする姿勢を示すことができれば、患者は「自分の思いを伝えられた」と感じるのではないだろうか。しかし、もしここで医療者が患者の語りを正面から受け止めることができなければ（言葉の上だけで「わかりました」と伝えるだけでは不十分である。患者は自身の命がかかっている状況だから、周囲の態度には非常に敏感になっており、内心で思っていることは患者にはほとんど直観的に知られていると思ったほうがよい）、患者の訴えはさらに複雑になっていくであろうことは容易に予想される。腹の底から患者の訴えを、「そうだ」と思えるかどうかが、その後の展開に大きく影響してくる。

とはいえ、「がんの痛みはとらねばならない」というナラティブを基盤にもつ聞き手がそのような姿勢を示すことは簡単ではない。このような聞き方をすると、大きな葛藤を抱えることになるからである。痛みのコントロールが不十分な状態で、オピオイドを減らしても果たしてよいのだろうか。そんなことをして痛みがさらに強くなったら、その責任は誰がとるのだろうか。そういった可能性も考慮したうえで、患者の意を汲んでオピオイドの減量を決断することには覚悟が必要である。

このケースのその後の経過であるが、病棟でカンファレンスがおこなわれ、その場に患者も立ち会いたいと希望され、カンファレンスの場で主治医やナースに向かって「痛み止めを減らしたい」と述べられた。皆で話し合って、彼女の希望どおり薬を減量して様子をみるということになった。減量して二、三日すると少し痛みが出てきたが、今度は患者自身が薬の増量を希望され、彼女の希望するペースで薬を調整していったところ、落ち着かれた。結果的に、減量する前のオピオイドの量よりは少ないベース量で良好なコントロールが得られた。

6 葛藤を抱える

ここで紹介したケースは、結果的には、患者の申し出を入れて薬の減量をおこなうという方針を共有することでその後は比較的順調な経過をたどった。しかし、「薬を減らしたい」と患者が自分の意見を表明したときに、治療者が何の葛藤も感じずに患者の言うままに薬を減らしていたら、事態はここまで好転しなかったのではないかと思われる。

ここで強調したいのは、「患者の意を汲む」ことの大切さよりもむしろ、「患者の意向と医学的に推奨される方法とを同時に抱えることにより生じる葛藤をもち続ける」ことの大切さである。葛藤を抱えることで、聞き手はより一層つらい立場に追い込まれることになるが、葛藤を抱えることこそ、新たな物語が生まれてくるための必要条件ではないかと思う。ナラティブ論においては「物語の書き換え」ということが論じられるが、こうして見ていくと、ストーリーの書き換えは患者の側にだけ起こることではなく、聞き手の側にも求められるのである。

ナラティブを医療に取り入れる、というと「心のケア」を想像されるかもしれないが、がん患者が疼痛のことを訴えたときには体のケアや治療をおこない、不安や抑うつを訴えたときには心のケアをおこなう、というように明確に分けられるものではないし、実践においては明確に分けないほうがよいように思う。痛みのような身体症状の治療においても、語りベースにすることで、心のケアにつながるだけでなく、痛みそのものの治療にもつながる〔第4章参照〕。ナラティブ・アプローチは、患者のケアのなかで「図」として前面に出てくる場合ももちろんあるだろうが、それよりもむしろ、あらゆる医療行為において「地」として患者や家族を背後で支えるものと位置づけたい。

ナラティブ・アプローチのスキルをスマートに駆使して患者の不安を取り除いたり憂鬱な気分を晴らす、といったことも可能だろうが、医療の現場ではむしろ、話を聞けば聞くほど、聞き手はさまざまな葛藤を抱えることになることも少なくない。深くコミットすると聞き手のなかにもさまざまな感情が湧きおこってくるが、そこから目を背けずに、自分の基盤にどのようなストーリーがあるのかを考えておくことも必要である。ナラティブ・アプローチのスキルとは、語り手が自分の思いを伝えられるように聞き出す方法というよりは、聞き手である医療者自身も「物語の書き換え」を迫られることになる相互交流への扉を開くものである、ということを強調しておきたい。

文献

- Charon, R. (2006) Narrative Medicine. Oxford University Press. 斎藤清二・岸本寛史・宮田靖志・山本和利訳（二〇一一）『ナラティブ・メディスン』医学書院
- Greenhalgh, T., Hurwitz, B. eds. (1998) Narrative Based Medicine. BMJ Books. 斎藤清二・山本和利・岸本寛史監訳（二〇〇一）『ナラティブ・ベイスト・メディスン』金剛出版
- Launer, J. (2002) Narrative-based Primary Care. Radcliffe Medical Press. 山本和利監訳（二〇〇五）『ナラティブ・ベイスト・プライマリケア』診断と治療社
- 斎藤清二（二〇〇三）「ナラティブ・ベイスト・メディスンとは何か」斎藤清二・岸本寛史『ナラティブ・ベイスト・メディスンの実践』金剛出版

第3章　物語の力

1　物語の力は体にも響く

物語には人の心を打つ力がある。もちろん、すべての人の心を同じように動かすわけではないし、平凡な物語から、懐の深奥が揺さぶられるような物語まで、さまざまである。しかし古来より人々は繰り返し物語を語り、それに聞き入り、心動かされてきた。物語には大きな「力」が潜んでいる。

この「力」には侮ることのできない強さがある。というのも、物語の力は、心を打つだけでなく、体にも響くからである。その印象的な例として、ハーバード大学名誉教授バーナード・ラウンの著書に示されているケースを紹介したい（Lown, 1996/1998）。ラウンの名前は不整脈の分類で内科医にはよく知られている。直流除細動器の開発、不整脈と心臓突然死の関係に関する研究など、心臓病学の最前線を切り開いてきた。

そのラウンが、医師になって間もないころ、「言葉の恐ろしい威力を初めて体験した」という。当時ラウンは、ピーター・ベント・ブリガム病院で心臓病学のフェローになり、レヴァイン博士に師事したばかりだった。レヴァインはラウンが「二十世紀でもっとも偉大な心臓学者の一人」と評する心臓病学の権威であり、医師ならだれでも知っている名前である。

そのレヴァインのもとに、七月のある暑い日の朝、四十代初めの女性患者（S夫人）が来院した。彼女は三十年以上、クリニックに通っている患者だった。子どもの頃、急性リウマチ熱の後遺症で三尖弁狭窄症になり、レヴァインに診てもらった。三尖弁は右心房と右心室のあいだにある弁で、ここが狭くなっているので血液の流れが鬱滞して、肝臓やお腹、手足がむくむ。S夫人も両足と腹部は常にむくんでいた。ちょっと無理をすると疲れて動けなくなるが、呼吸が苦しくなったことはなく、司書の仕事もできていた。

「その日、悲劇が起きた」とラウンは書いている。S夫人はうっ血がひどくて利尿薬が効かず、食欲がなくて痩せているにもかかわらず、むくみがきつくなっているため、見かけの体重は横ばいという状態であった。それでも、彼女は楽天的であった。いつもレヴァインがうまい解決法を見つけてくれていたので、きっと今度も大丈夫だと安心していたからである。

ところが、その朝は特に大勢の医師がつめかけていて、レヴァインは明らかにうんざりしていた。レヴァインはいつにもまして急いで入ってきて、診察も通り一遍だった。さらに悪いことに、大勢の医師たちが老先生の珠玉の言葉を拝聴しようとひしめいていたので、レヴァインは大きな声で「これはTSの症例だ」と言った（TSは三尖弁狭窄症 tricuspid stenosis の頭文字をとったもので、医師の仲間内ではこのような略語をよく使う）。レヴァインが去った後も、TSの心音を聞くために大勢の医師が残ったが、いつもは寡黙なS夫人がだんだんと不安げになり、かなり動揺していた。医師たちが心音を確認して全員立ち去り、ラウンだけになると、彼女が「これで終わりね」とつぶやいた。何がそれほど心配なのかと尋ねると、彼女は恐怖におびえながら「レヴァイン先生はTSだといわれました」と言う。「そうです、もちろんあなたはTSですよ」とラウンが答えると、S夫人は、絶望したようにはらはらと涙を流した。その様子を訝しく思い、「あなたはTSとは何かご存じですか？」と聞くと、「ターミナル・ステージ terminal stage（終末期）のことでしょう」と彼女が言ったので、ラウンはもう少しで吹き出すところだったという。そして、レヴァインがTSといったのは三尖弁狭窄症の頭文字をとったものだと説明したが、彼女にはラウンの言うことは全く耳に入らなかった。一生懸命言葉を尽くして説明したが、まったく聞こえていないようだった。

そのうち彼女はだんだん息苦しそうになり、呼吸が苦しくて横になれなくなった。座っているほうが楽だったのだ。これは医学用語では起坐呼吸という、左心不全の兆候とされている症状だが、様子がおかしいことに気づいたラウンは、改めて彼女を診察すると、胸の下から三分の一のところまで湿性ラ音が聞こえたので、愕然とする（なぜラウンが愕然としたかについては後で説明する）。さらに、胸部レントゲン写真を撮ると、肺水腫の所見が認められた。

即座に入院させて、酸素、モルヒネ、利尿薬などあらゆる処置をしたが効果はなかった。ラウンは勇気をふるってレヴァインのオフィスへ行き、起こったことを説明したが、まともにとりあってもらえなかった。レヴァインは、TSにはそのような症状が出るはずはないと言う。それでも、午後七時に患者を見ると約束してくれた。しかし、レヴァインが診察をする前に患者は肺水腫で亡くなった。

ここで、起こったことを今いちど整理しておこう。診察に訪れたS夫人は、全身のむくみはきつくなっていたが、レヴァインの診察を受けるまでは楽天的だった。もちろん、呼吸も苦しくなかった。ところが、レヴァインが「これはTSの症例だ」というのを聞いて、「自分はターミナルだ」というストーリーを信じこんだ彼女は、そのうち息も苦しくなってきた。そして肺水腫の所見が見られたので、ラウンは驚愕したのだ。というのも、医学が教えるところによれば、三尖弁狭窄症は、全身のむくみという右心不全の症状は生じても、肺水腫による呼吸困難という左心不全の症状はきたさないはずだからである。三尖弁は右心室と右心房のあいだにあり、そのポンプ機能が落ちたときに水が貯まるのは、汲み上げる井戸に相当する肝臓や手足であって、汲み上げた水の放出先に相当する肺ではないからである。「TSの患者は、徐々に消耗してゆっくりと死にいたるのであって、肺水腫で呼吸困難になって死ぬことはない」というのが医学の常識である。ところが彼女は肺水腫をきたして亡くなった。いくら教科書に合わないといっても、事実、彼女は肺水腫で亡くなったのだ。「私は茫然と自分の無力を痛感し、背筋が凍る思いがした」とラウンは書いている。

この経験は、言葉が病気の経過そのものに深い影響をおよぼすことをラウンに教え、ラウンをして突然死の研究に取り組ませることになった。不整脈の分類にせよ、ジギタリスと低カリウム血症の関係を明らかにした業績にせよ、直流除細動機の開発にせよ、その後の貴重な研究成果の重要な源泉のひとつがこの体験にあったのだと思う。

ラウンのこのエピソードを読んでからは、私自身がこれまで診てきた何人かの患者の経過が、異なる姿で立ち現われてきた。

たとえば、前著（岸本、二〇〇四）でも紹介したが、筆者がまだ血液内科にいたときに先輩から引き継いだある患者は、ずいぶん前に悪性リンパ腫を患われたが化学療法で寛解となり、治療も終了して、月に一度経過観察のため外来に通っておられた。もう八十歳近い高齢の方だったが一人で元気に外来に通院していた。ところが、しばらく経つうちに徐々に体重が減り、どことなく元気もなくなってきたので、検査を勧めたが受けたくないと断られた。それでも体重が減っていくので、痛くない検査だけでも、と胸部レントゲンと腹部エコーをおこなったところ、胸部レントゲンには左上葉に数センチ大の結節影が多発しており、腹部エコーでは肝臓に転移性腫瘍と思われる腫瘍の影が多数見られた。原発は精査をしなければ確定できないが、進行がんであることは間違いなかった。がんであることは告げずに（当時は告知がまだ一般的ではなかった）入院を勧めたが、頑なに拒否された。確かに入院したからといって根治を目指すことは難しい状況であったし、すぐにコントロールしなければならない症状があるわけでもなかった。体重は減ってきているが、それ以外には特に症状もなく、杖をついて外来にも一人で通ってきておられたのだから、まだしばらくは外来でも経過が見れそうだ。そこで、ご家族にも病状と事情を説明し、外来で経過観察することになった。ところがその一ヵ月後に外来にこられたときには、表情には生気がなく、呼吸が苦しいといわれて自ら入院を希望された。入院後は急速に呼吸不全と心不全が進行して、数日で亡くなられた。

ラウンの上記のエピソードを読むまでは、がんが急速に進行したために急激な転帰をたどったと考えていた。しかし、ラウンのストーリーを読みながら、「重大な病気が隠れているかもしれない」という不安が彼女のなかでどんどん膨れ上がり、その結果、病状が急に悪化したというストーリーもあり得る、むしろそちらのほうが実際のところではないかと思うようになった。入院時の検査では、確かに左肺の病巣は進行していたが、右肺の機能はほぼ保たれていたし、急速に呼吸不全をきたすような病状とはあまり考えられなかったからである。家ではご家族が心配してしきりに入院を勧めておられたことも後で伺った。もし、外来で検査もしないで、そのまま経過を見ていたら、どうなっていたか、と考えると、徐々に元気はなくなっていかれたかもしれないけれども、あのような急速な経過にはならなかったのではないかと思われた。緩和病棟に移って間もなく病状が悪化される方のなかには、物語の力の影響を見て取れるケースも少なくないのではと感じる。

ストーリーの力が体にも影響する可能性を意識していれば、がん患者の示すさまざまな症状について、異なる角度から検討することができるようになる。私がラウンの著書を読むまで気づかなかったように、ストーリーが体に及ぼす力は、そういう視点をもって見ようとしないと見えてきにくい。物語の力のこのような側面を論じるためには、丁寧にやり取りを記載し、治療の流れを見据えながら、症状を多面的に捉える必要がある。

2 治療としての物語

患者の話を聞くことの大切さを否定する医療者はいないだろう。しかし、なぜ患者の話を聞くことが大切なのかと問われれば、情報収集とか、治療関係の醸成といった点がまず浮かんでくるのではないだろうか。実際、たとえば、悪い知らせを伝えるための六つのステップ（ＳＰＩＫＥＳ）を提唱したベイル（Baile,

2010/2013）は、コミュニケーションの目的として、「情報収集」「患者や家族への情報提供」「患者や家族と信頼ある関係を築く」「患者と家族にサポートを提供する」の四つを挙げている。

しかし、物語が、これらの情報収集とかコミュニケーションを円滑にするといった点を超えた力を持つことが強調されることは意外に少ない。そのネガティブな側面については前節で述べたので、本節では、物語の力のポジティブな側面に目を向けることにする。

ナラティブのポジティブな面を最大限に強調すれば、斎藤（二〇〇三）が述べているように、「治療者と患者のあいだで取り交わされる（あるいは演じられる）対話を、治療の重要な一部であるとみなす」という立場をとることになる。話を聞くことは、「疾患を診断し治療するためのひとつの手段である」と考えられている。しかし「NBMは、その考え方を逆転する。NBMは、患者との対話を、むしろ医療における最も本質的な行為であると考える。診断や治療は、そのような対話のプロセスのなかで採用され、利用される道具であり、副次的なプロセスである、と考えることさえ可能である」。端的に言えば、診断や治療をおこなうために話を聞くのではなく、話を聞くことそのものが治療である、という立場をNBMはとる。物語には治療的な力もあるのだ。

ここでは、筆者自身が思いがけず物語の治療的な力を体験することになったケースを紹介したい。

患者は八十六歳の女性で、体重減少などで精査のため入院したところ、多発肝腫瘍、胃壁の肥厚が認められ、進行胃がん、多発肝転移が強く疑われるという状況だった。本人、家族ともそれ以上の精査を望まず、在宅で最期を迎えられたいと退院された。筆者が当時、非常勤で週に一回勤務していた病院に往診依頼があり、筆者が伺うことになった。退院時、家族には「予後一ヵ月程度」と伝えられていた。

お宅に伺うと、娘さん（といっても六十歳を超えておられたが）が出迎えてくださる。中へ入ると、本人は六畳くらいのリビングの中央に布団を敷いて休んでおられる。声をかけると、「お待ちしていました」と少し笑みがこぼれる。「具合はいかがですか」と尋ねると、「二、三日前からみぞおちのあたりの痛みが強くなってきていて、痛み止めが効きにくくなっています。今朝は唸るくらいの痛さでしたが、今はすこし落ち着きました」とのこと。そのまま言葉をはさまずに待っていると、「もともと皮膚筋炎だかという病気がありまして、毎月のように血液検査やら、心電図やら、いろいろな検査を受けていたんです。毎月通っていたんです。どうしてわからんかったんでしょう。それだけが悔しくて悔しくて。どうしてわからなかったのでしょうか、先生。難しい病気だとは聞いていて、薬ももらっていたんです。ちゃんと通っていたんですよ」と、悔しいという話を繰り返された。十分近く、その「悔し物語」を聞かせてもらったが、私にはどうすることもできず、何も言えなかった。ただ、痛みだけは楽になるようにいろいろ工夫しますからと伝え、年齢も考慮して、弱オピオイドのコデインを処方することにした。最初なので採血もさせて頂いた。

夕方に採血結果がＦＡＸで送られてきた。見ると、カリウムが六・八と高値で、数日以内に急変する可能性も高いと考えられた（七を超えると致死的不整脈を起こす可能性が高くなる）。場合によっては、今晩、危ないかもしれない。ともかくご家族には説明しなければと、病院に来てもらうように看護師に連絡を頼んだ。すでに夕方の外来が始まる時間が迫っていた。外来が始まって間もなくして、娘さんは来院された。診察室に呼び入れようとすると、順番待ちのあいだに家に戻られたと事務員から連絡を受ける。身内が急変されたとのことで、嫌な予感がした。その後、娘さんから、本人が息を引き取ったと連絡があり、外来が終わってから死亡確認に伺った。急変の可能性があることをご家族に伝えようと思って病院に来てもらっているあいだに患者さんの病状が急変したのだから、最悪のタイミングである。死亡確認に向かう私の足は鉛のように重く感じられた。

再び自宅に伺うと、娘さんは「お世話になりました。ありがとうございました」と頭を下げられたので、

「タイミングが悪くて申し訳ありませんでした」と恐縮しながら申し上げた。すると、「いえいえ、今日は、どんな往診の先生が来るんだろうと昨日から緊張していたようで、今までたくさん溜まっていた思いを一気に話せて、それを聞いてもらえて、ほっとしたんだと思います。苦しまないで逝けてよかったです。ありがとうございました」と言われ、私は一気に肩の荷が下りる思いであった。

外来をしながら彼女が亡くなられたという知らせを聞いたとき、私は、何もできなかった、という思いに打ちひしがれた。「ただただ、悔しい」と繰り返す彼女に対して、私は何も言えなかったし、何もできなかった。それでも、彼女の側からすると、溜まっていたたくさんの思いを「一気に話せて、それを聞いてもらって、ほっと」されたとのことで、私のほうが救われる思いだった。語ること、そしてそれを聞かせてもらうことに、大きな力が備わっていることを実感させてもらったケースであった。

3　物語が現実を作る

ストーリーに潜むネガティブな力とポジティブな力について述べてきた。なぜ物語にこのような大きな力が潜んでいるのだろうか。そのひとつの理由として、「物語が現実を作る」という面があるからではないかと思う。これは、ナラティブ・ベイスト・メディスンが、背景に社会構成主義の考え方を取り入れていることと関連している。筆者は、哲学的な素養はないが、筆者なりにこの主張の意味するところをかみ砕いて、具体例を挙げながら論じてみよう。

一般内科の外来の一コマである。患者は四十代の女性で、カルテを開くと、問診をとった看護師が「眠剤がほしい、全然眠れない」と書いてくれている。前回の処方を見ると、デパス〇・五ミリグラムが四錠、ネルトレン五ミリグラム二錠、パキシル二十ミリグラムとなっている。簡単にいえば、「それなりに安定剤も眠剤も抗うつ剤も出ているが、眠れないので何とかしてほしい」という状況のようである。

ここで、医師の念頭に浮かぶ代表的なストーリーが二つある。ひとつは「もう薬をこんなに飲んでいるのだから、薬は増やさないほうがいい」というもの。もうひとつは「患者が希望しているのだから望むように処方を増やそう」というものである。前者の場合、患者の話を聞いていても、つい「薬に頼ってばかりではだめですよ」とか、「眠れなくても死にはしませんよ」といった言葉が口をついて出て、患者はそれ以上何も言えなくなってしまうということになりかねない。後者に基づいて対応していると、当座はよくても、眠れなくなれば薬が増えるという、いたちごっこになってしまう可能性が高い。あるいは処方の量と種類から察すると、すでにそういう状況に陥っているかもしれない。

筆者自身はどうしたかというと、〈眠剤ほしいと言われても……〉と思いつつ、まずは話を聞いてから考えようと思い直して、患者を診察室に呼び入れる。以下、そのときの診察のやり取りを再現しながら、筆者自身が考えたことも合わせて記す。

「どうされましたか」

「眠れないので眠剤がほしいです、頭も元々痛くて、肩もすごく凝るので、モーラステープの小さいほうもできるだけたくさん出してほしいです」

そう言われるのを聞きながら、眠剤だけでなく湿布もほしいのか、しかもできるだけたくさん、と言っておられる。やはり一番の望みは薬を出してもらうことなのだろうか、と思った。

「はあ、肩も凝るのですか？　モーラスは以前こちらで処方されたことがありましたっけ」と言いつつカルテをめくっていると、そこで少し間が空き、話し始められる。

「つい先日、引っ越したものですから。荷造りとかいろいろ大変で肩もすごく凝って……」

「そうでしたか」

「去年立て続けに両親が亡くなったもので、今いるところを出なくてはならなくなって、そういう手続きとかいろいろあってやっと引っ越しが終わったところなんです」

「両親というのは、ご自身の？」

「ええ。去年の二月と九月に二人とも相次いで……。両方とも食道がんだったんです。母は十年ほど前に、胸やけする感じがあっておかしいからとこちらで検診を受けたときに、大きな病院（A病院）を紹介されて、調べたら食道がんだったのです。しばらくよかったのですけどね、それから何年か後に再発をして、治療を受けている最中に、父も同じような症状が出たときに、母のことがあったので調べてもらったら、やはり食道がんで、同じような食べ物を食べているからでしょうかね。そこまで仲よくしなくても、と思うんですけどね。看病が大変でした。母は体力も相当落ちたので、ホスピスを紹介されて、妹と交代でしたがかなり大変でした」

母親を看病するだけでも大変だと思われるのに、両親がいずれも食道がんになり、二人を看病されたということで、その疲労は身体的にも心理的にも相当なものだっただろうと思われた。こうして話を聞きながら事情が明らかになってくると、私自身のなかでの彼女に対する気持ちも自然と変化して、何とか力になりたいという気持ちになる。そして彼女に尋ねてみた。

「それは大変でした。ところで眠れないということで、今日もお薬をご希望と伺いましたが、もう少し工夫をしてみましょうか」

「そうですね、薬も結構な量を飲んでいますし、いま話を聞いてもらったらなんだかすっきりしたので、眠れそうな感じもあります。とりあえず、今日はいつもと同じでよいです。今度来たときに困っていればまた相談にのってください」

ということで、前回と同じ処方をして診察は終了となった。この間、五分もかかっていない。余談だが、時間がないので話が聞けないという意見がよく聞かれるが、それは誤解だと思う。肝心な点は、時間の長さではなく、話をどのように聞くかにある。

それはさておき、診察前に、私が彼女について抱いた物語は「眠剤が処方されているのに不眠で処方を希望する患者」であった。それが、診察の後では「両親をほぼ同時に食道がんで失い、その看病とそれに続く引っ越しで疲れ果てて眠れない患者」と変化した。このように、話を聞く前と後とで、患者がまるで別の姿で立ち現われてくる。そして、患者についてどういう物語を持つかが、その後の検査・治療に強い影響を及ぼすことを考えるなら、「物語が現実を作る」と表現しても、それは言い過ぎではないだろう。

医療者はよく、「病気の受け入れが悪い患者」「服薬管理のできない患者」「依存傾向の強い患者」「せん妄の患者」などと言うが、これらはあくまで医療者側の物語である。そして、ひとたびこのようなストーリーが出来上がってしまい、スタッフが皆そのような目で見始めると、その筋書きを変えるのはなかなか大変になる。物語には現実を構成する力があるということを認識して、こちらが勝手なストーリーを作り上げてしまうのではなく、「まず聞いてから考える」という姿勢を持つことが大切ではないかと思う。

4　物語は聞きすぎないほうがよい場合もある

物語の力は、聞き手にも深い影響を及ぼす。そこで、聞く側にもそれなりの備えが必要となる。臨床心理士がおこなう心理療法では、例えば、週一回五十分など、一定の枠組のなかで話を聞いていくことが原則となっている。臨床心理においては「治療構造」と呼ばれるこの枠組は、語り手にとっても聞き手にとっても、制約であると同時に守りにもなるという相反する意味を持っている。守りが薄いクライエントほど「治療構造」が大切な守りとなることは、多くの心理臨床家の実感だと思うが、医療現場でこのような枠組を保つことはなかなか難しいし、現実的ではない〔第9章参照〕。そこで本節では、心理療法における「治療構造」に代わるようないくつかのポイントについて述べておきたい。

まず、話を長く聞けばよいというものではない。人間の集中力が続くのはせいぜい一時間くらいと心得て、それを超える場合は聞き過ぎではないかと振り返っておく必要がある。また、話しているうちに自分でも何が言いたいのかわからなくなり、余計にもつれてしまうということもある。「治療構造」が明確な場合、例えば一回五十分と区切られている場合、時間がくれば、たとえ話がまとまらなくても、時間がきたのでと言って終わりにできる。しかし「治療構造」が明確ではない場合、聞き手のほうが話をまとめようとして、言わなくてもよいようなことを言ってしまって、さらに相手の語りを誘発してしまい、水掛け論のようになってしまうということも起こりがちである。

先に、語りベースのアプローチでは葛藤を抱えることが大切だと述べた。葛藤を抱えたままで、結論を出さずに終わるというのはなかなかエネルギーの要ることなので、ついついまとめのようなことを言ってしまいたくなるが、そう簡単に人の気持ちというのは収まるものではない。「治療構造」が明確でない場合には、結論が出なくても適当なところで区切りを入れて終わることのできる強さを聞き手が持たねばならない。「治療構造」が明確でない場合、語り手が話をいつまでも聞いてくれるような錯覚に陥り、だらだらと話し続けたりすることになりやすい。時間が決められていれば、その限られた時間のなかで自分の言いたいことを伝えようという意識も高まる。だから、大切な問題について腹を割って話したいと思う場合には、前もって予定を伝え、時間を明確にしておくほうがよいかもしれない。一方で、「治療構造」を明確にせず、日々のケアのなかで自然に語られる語りを丁寧に聞くという聞き方では、自然に吐露される素直な気持ちを聞くことができるという利点もある。これらの違いを意識して、聞き方にメリハリを付ける工夫も必要である。

安定した治療的関係性を醸成するためには、侵襲的にならない程度に一定の距離感を保つのが早道である。侵襲的にならない程度の距離、というのは、その人ごとに異なるし、同じ患者であっても誰が関わるかによっても異なるので、相手の様子をよく観察しながら見計らう。自己の基盤がもともと脆弱な人の場合、こちらは普通に接しているつもりでも、相手からすると距離感が近すぎて脅威に感じられることもある。

治療構造というのは、治療において変わらない部分のことであるので、裏を返せば、変わらない部分を作ることが守りになる。この点については、具体的な事例に即して第10章で述べる。不信感が募っているときには、いくらちゃんと話を聞きますとか、お気持ちはわかりますと伝えたところで、こちらの思いは伝わらない。そういう場合にも、内容でわかろうとする前に、形式を整えていくということが守りとなりやすい。

文献

• Baile, W.F. (2010) Communicating with Patients and Family. In Duffy, J.D., Valentine, A. eds. MD Anderson Mannual of Psychosocial Oncology. McGraw-Hill Professional. 大中俊宏・岸本寛史監訳（二〇一三）『ＭＤアンダーソン　サイコソーシャル・オンコロジー』メディカル・サイエンス・インターナショナル
• 岸本寛史（二〇〇四）『緩和のこころ』誠信書房
• Lown, B. (1996) The Lost Art of Healing. Houghton Mifflin. 小泉直子訳（一九九八）『治せる医師・治せない医師』築地書館
• 斎藤清二（二〇〇三）「ナラティブ・ベイスト・メディスンとは何か」斎藤清二・岸本寛史『ナラティブ・ベイスト・メディスンの実践』金剛出版

第4章　痛みをめぐる語り

1　痛みの多面性

緩和医療においてはオピオイド（医療用麻薬の総称）を正しく用いて痛みを取り除くことの重要性が強調されている。もちろん、痛みのコントロールは非常に大切な問題であり、オピオイドを使うことで痛みをかなり軽減できるようになったことは確かである。しかしながら、臨床の現場のなかで患者の語りに耳を傾けていると、事態はそれほど単純ではないことが痛感される。「腰痛は、研究者にとっても闇に迷い込むようで、いったん迷い込むと、なかなかその闇から抜け出せない」（菊池、二〇〇三）とのことであるが、がんの痛みも同様の難しさを感じる。

国際疼痛学会の痛みの定義にもその難しさが垣間見える。国際疼痛学会は痛みを「実際の組織損傷あるいは起こり得る組織損傷と関連した、またはこのような組織損傷と関連して記述される不快な感覚的・情動的体験」と定義している。要点は二つある。ひとつはそれが本人にしか分からない主観的な「体験」であること。もうひとつは、「感覚的」要因と「情動的」要因が複雑に絡み合った体験であることである。

痛みの主観的な側面を理解するためには、患者の語りに耳を傾けるより他ない。しかしながら、これまで、疼痛コントロールにおいて、患者の痛みをめぐる語りの重要性についてはあまり注意が払われてこなかったように思われる。本章では、「語りベースの緩和医療」の実践の一例として、痛みをめぐる語りを取り上げる。これによって、痛みの主観的側面を理解することが可能となるだけでなく、痛みの情動的な要因や社会的状況にも目を配ることができ、痛みの多面的な側面について広い視野から検討することが可能となる。

そのために、本章では痛みのこのような多面性を、ひとつの事例を詳細に述べることによって明らかにしてみたい。その際、方法論として、臨床心理学でおこなわれている事例研究というスタイルを借りることとする。ただし、通常の事例研究においては、治療経過を述べた後で考察を加えるというスタイルをとることがほとんどであるが、本稿ではこれとは異なるやり方を試みてみたい。

事例提示の後で考察を加えるという通常のスタイルでは、読者は事例の全体の流れを把握したうえで考察を読むことになる。これはいわば神の視点、小説でいえば、登場人物の視点ではなく作家の視点で見ることになる。しかしながら実際の臨床現場においては、そういう視点を持つことは難しく、むしろ出来事が生じたり、新たな情報が得られたり、というなかで、リアルタイムに物事を考えていかねばならない。そこで、本稿では事例提示と考察とを適宜織り交ぜて、読者にも物語の舞台に一緒にあがってもらい、一緒に考えながら読み進めてもらおうと思う。

なお、このような事例記述スタイルは、「ニューイングランド・ジャーナル・オブ・メディシン」（世界で最も古く影響力のある医学雑誌）にあるクリニカル・プロブレム・ソルビングの項の形式と似るが、そこでは医学的・身体的な側面のみに焦点が当たり、語りが中心的な役割を占めることはない。本章では、患者と交わされた語りにその主な焦点を移して検討する。また、事例研究としては、すでに斎藤（二〇〇一、二〇〇三、二〇一三）がこの形式で事例をまとめている。

2　依頼時の状況

患者は三十代の男性で、診断は膵臓がんであった、緩和ケアチームに疼痛コントロールのコンサルテーションがあったため関わることになった。現在、全国のがん拠点病院には緩和ケアチームが必ず配置されており、がん患者の症状コントロールのコンサルテーションにあたっている。ここで紹介するケースもそのようなケースである。

病歴であるが、X年Y－十月中旬から心窩部痛を自覚し、Y－九月にY病院を受診。精査にて膵頭部がんと診断され、Y－八月に膵頭十二指腸切除術を受けている。病理診断の結果はⅢ期で、以後、外来にて化学療法が継続されていた。Y－二月下旬より次第に疼痛が増強してきたため精査したところ、Y－一月に再発が確認された。そこで抗がん剤による治療と放射線療法が予定され、X年Y月Z日に化学放射線治療目的で入院となった。がん性疼痛に対してはオキシコンチン（医療用麻薬の一種）がY－一月下旬より十ミリグラム／日で開始となっており、心窩部から背部の疼痛が増強するためY月になって二十ミリグラム／日に増量となっていた。疼痛コントロール目的で緩和ケアチームに紹介となった。入院後にオキシコンチンは十五ミリグラム分三の飲み方に変更となっていた。

医療関係者ではない方のために要点をまとめると、手術を受けたあと抗がん剤治療が続けられていたが、痛みが強くなってきたため精査したところ再発が明らかとなった。手術から約半年の経過で再発が明らかとなり、医学的には予後は厳しいと言わざるを得ない状況であった。そのようななかで痛みの緩和の依頼を受けたわけである。痛みの性質については、診察で確認する必要があるものの、状況からは再発病巣の浸潤によるがん性疼痛と思われ、緩和医療の教育を受けた医療関係者であれば、まずオピオイド（医療用麻薬）の増量ということが念頭に浮かぶ場面である。さらに配慮するとすれば、本人がオピオイドの増量にどういうイメージを持っているかをまず聞いて、調整を図りたいと考えるだろう。いずれにしても、患者の賛成を得られれば早速オピオイドを増やしたいと思う状況である。

3　患者側のストーリーと主治医側のストーリー

筆者にはこれらのことがまず念頭に浮かんだが、カルテを見ていると、Z－二日の次のような記述が目に留まった。

さっき先生が来て、明日ジェムザール（抗がん剤の名前）します、っていきなり言われました。前にジェムザールをしたとき、とてもしんどかったのであまり体に合わないと思うんです。放射線治療に、化学療法を併用するかもしれないということは聞いていましたが、本人の知らないところでもう決定している。自分で治療を選択する権利はないんですか？

この記録から、医療者側と患者側で治療方針にずれが生じていることが分かり、問題は痛みだけではないと思われた。ではどうすればよいだろうか？　行動力のある人なら、患者の思いを代弁して主治医にきちんと説明をしてくださいと訴えに行こうとするかもしれない。たとえ行動に移さなくとも、きちんと病状説明をしていないという目で主治医のことを見るようになるかもしれない。

しかし、それは早計である。これはあくまで、患者側のストーリーであって、医師の側から見たストーリーはまた別に存在する可能性があるからである。患者側に与して主治医を敵対視するようなスタンスをとると、主治医との関係に亀裂を生じることになり、建設的とはいえない。医師の側のストーリーも聞かなければと公平とは言えないだろう。

そこでさらにカルテをみていくと、医師から治療方針について説明がなされていることが記されていた[1]。したがって、医師が説明をしていないのではなく、両者のストーリーにずれがあると捉えるべき状況である。一方のストーリーに与して他方を敵対視するのではなく、その両方のストーリーを同じ重みで抱えて、どうするかを考える。このようなことが痛みと関係があるのか、という疑問も生じるかもしれない。しかし、国際疼痛学会が痛みは情動的体験であると述べているように、このようなストーリーのずれに起因する患者の複雑な思いが、痛みそのものに何らかの影響を与えているという仮説もあながち荒唐無稽ではない。ともかく、オピオイドによる調整と並行して、主治医との信頼関係の構築、治療方針の決定に患者自身が主体的に参加すること、といった問題も視野に入れる必要があるのではないかと筆者は考えた。そのような思いでさっそく病棟に出向き、主治医や病棟看護師と話し合った後に本人の話を聞いた。

4　初回診察

病室に向かう途中で、受け持ちの看護師が「痛がりで、手術後も痛み止めをかなり使われて、結局、肝障害をおこして使えなくなったということがありました」と耳打ちしてくれた。ある程度の線引きが必要になるかもしれないと頭の片隅に置きながら、これらの先入見を一度払拭してなるべく虚心にお会いしようと気持ちを入れ直してベッドサイドに赴く。主治医から紹介してもらってお話を伺うと、次のように話される。

〈はじめまして。主治医の先生からの依頼で痛みのことで相談に来ました〉。一昨年に手術をしたのですが、手術後、痛みがないという日はなかったです。（こう語り始めた彼の視線は非常に鋭く、強い怒りを抑えているかのような感じが伝わってきた。少しでも的外れな対応をすると地雷を踏んで暴発させてしまうような怖さが感じられ、強い緊張を覚えながら聞く)。痛みを訴えるのですが、その原因もはっきりしないということで、そのうちに言っても仕方ないという気持ちになって、痛みは我慢するものだというふうに思い込むようになって、体がそう覚えてしまったみたいな感じでした。自分でできる範囲で調節しようとしていましたが、いつもそうすることもできず、我慢している感じでした。二ヵ月くらい前から、少し今までとは違う痛みを感じるようになって、再発もわかって、治療をすることになりました。痛みも強かったので、オキシコンチンが始まって、入院するまではそれを一日四錠に増やしてもらって何とかしのいだという感じです。……昨日は抗がん剤も始まって、それもあったかもしれませんが、放射線治療をやったら痛みは楽になると思っていたのに、かえって痛みが強くなっていて、それも心配です。(ここで話は一区切りとなったが、強い緊張を保ちながら聞いていたので、五分程度の話にもかかわらず非常に消耗した)。

ここで「手術後ずっと痛みを我慢していた」という本人の語りは、聞き手にどう響くだろうか? 痛がりであるといった前情報に引きずられると、大げさに表現していると思ってしまうかもしれない。医療者側からどう見えたかは別として、本人の語りとして尊重しようという姿勢を持っていれば、聞き手のなかにスッと入ってきて、その大変さがしのばれることになるかもしれない。この部分は、その後の信頼関係の基礎ができるかどうかを左右する大きな分かれ道のひとつではないかと思う。

(1) カルテに記されていない場合は、ある程度状況を確認する必要はあるが、それをどのタイミングで行うかも考えねばならない。機が熟さないうちは良い結果とはならないことが多いからである。

筆者は、強い緊張と消耗を感じながらも、話の内容は納得できると感じながら聞いていた。同時に、「痛みが少なくとも二種類ありそうだ」ということ、「痛みを体が覚えてしまっている」ということ、「痛みのコントロールとしてはどのあたりを目指したらよいか」といったことを思い巡らせながら、次のように答えた。

〈お話を伺うと、二種類の痛みがあって、手術後ずっと感じておられた痛みと、二ヵ月くらい前から始まった新たな痛みと。体が我慢することを覚えてしまっているということなので、急にそのパターンを変えることは難しいかもしれませんが、もう少し楽なところを目指したいと思います〉。痛み止めは我慢しないで痛みに応じて使ってよい旨を伝えると「以前、薬を使いすぎて肝障害が出たことがあったのでそれが心配」とのことだったので〈体の状態に合わせて徐々に使っていけば大丈夫であることが多いです。体が我慢するパターンになっているのもあると思うので、体がついていくくらいのペースで少しずつ調節をしましょう〉と話す。

薬についてはオキシコンチンを十五ミリグラム／日から二十ミリグラム／日（分二）に増やすことを本人も納得され、放射線治療についてはチームの放射線治療医にも相談できることを伝えた。どこを目標とするかについてはいろいろと意見があるだろう。緩和医療というからには痛みゼロを目指すのが当然だという意見が多いかもしれない。しかし筆者はそう考えなかった。術後ずっと続いていたという痛みは、さまざまな要因が複雑に絡み合った痛みである可能性が高い。それをいきなりゼロにすることを目標にすることは得策ではなく、年末から始まった新たな痛みが、十段階で五から六あったのが三程度に治まる状態が継続できるようなところが当面の目標としては妥当ではないかと考えた。

5 痛みの軽快

翌日伺うと、痛みは楽になったとのこと。痛みは楽になってよかったが、これで問題が解決したわけではないという思いも念頭に浮かぶ。同日の夜の記録に、子ども（息子）のいる前で主治医の先生に「痛みはどうですか？」と聞かれ、子どもが「お父さん、どこか痛いの？」と心配したということがあり、あとで主治医の先生に「子どものいる前では痛みのことを聞かないでほしい」と伝えたということが記載されていた。

これは、痛みのことだけしか視野に入っていなければ、見過ごされてしまう類の些細な出来事だが、医師患者関係という点から見ると大切な意味をもつことに後で気づく。その意味については気づいた時点で述べるとして、この記録を読んだとき、筆者の念頭に浮かんだのは、医師が心配して「痛みはどうですか」と尋ねているのに、「子どものいる前では痛みのことを聞かないでほしい」と言われたとしたら、私が主治医の立場であったらいい気はしないし、子どもに痛みを見せたくないという気持ちはわからないでもないが、こういうことが重なってくるとなかなか大変だなあ、ということであった。

Z＋二日。チームのB看護師が話を聞いているが、そこでも、放射線治療担当医と治療に対する考えが異なると述べた後で、「今の病状は、この年齢からしても決して良いわけではないというのはわかっています。長生きできないことはもう聞いています。五年も十年も生きられるわけではないんだったら、限られた時間を濃厚に生きたいんです。子どもともいい時間を過ごしたい。だからこそ、治療は自分が納得したものを受けたいと思っているんです。でも、いつも治療方針が自分の居ないところで決定していて、納得がいかないんです」と話している。B看護師も、話を聞くだけでかなり消耗した様子であった。この後も何名かのチームの医師が話を伺いに行っているが、話を聞くと消耗するとのことであった。この消耗は、話を聞く者の多くが共通して感じていることから、聞き手側の問題というよりは、語り手に関係するものではないかと考えられる。語り手のなかで抑圧されている思いが聞き手に乗り移ってくると捉えるのがよいと感じた。同時に、依然として、いろいろなところで「ずれ」が生じていることも視野に入れておき、医療者のあいだで「ずれ」が生じないように目を配っておかねば……という気持ちになる。

Z＋六日。筆者がお部屋に伺うと「痛みはだいぶん楽になりました。ときどオキノームを使うこともありますが、すぐに効いてきます。今回の治療は割といい調子でやれています。夜も、もともと目が覚めやすいほうですが、まあ眠れています」と話され、痛みも減り、抗がん剤治療の副作用も今回は軽いということで、ここまで順調にきていると感じた。

Z＋七日。B看護師に「痛み止めは今のままでいいです。痛み止めの増量が必要だったら自分からいいます。昨日、抗がん剤をしたけど、だるいくらいで、今回は至ってましです。このまえ話したけど、今後のことは自分なりに見据えています。今後どうやって過ごそうかとかも考えますよ。まだ必要ではないかもしれないけど、家が田舎なんですけど、ここからだったらどのホスピスが一番近いのかなとかも考えます」と話す。

痛み止めについて「増量が必要だったら自分から言います」という言葉は、受け取り方によっては医療者を蔑ろにしているようにも聞こえるが、自分で対処するという感じが持てることは、今後、病気や症状と向き合っていくうえで大切な姿勢である。こういった言葉を尊重できるかどうかは非常に大切なポイントではないだろうか。また、ホスピスのことも考えておられるとのことで、まだ実感はもてていないものの、そういったことも視野に入れてしっかりと考えておられることに心を打たれた。

6　現実に直面する

Z＋八日、主治医より病状説明がある。抗がん剤治療をおこなっているにもかかわらず肝臓にも転移が生じてきており、抗がん剤が効かなくなってきていると思われること、効果がないのに抗がん剤治療を続けていくことは体力を奪いかえって寿命を縮めてしまう可能性があり、それでも抗がん剤治療を続けるか、TS－1という別の抗がん剤に切り替えるか、抗がん剤治療をやめて緩和治療に専念するか、といったことを考えねばならない状況であることが説明された。「去年の六月は何もなかったんですよ。十二月におなかに見つかって、一月にはまた出てきて、がんは相当元気ですよね。あっちゅう間に大きくなりますよね。やりたいことといっぱいあるんですよ。やらんといかんこともいっぱいある。時間がないですよね」と、ショックを隠せない様子であった。「冷静に話を聞くことができなかったので、もう一度話を聞きたい」と、同じ日の夜に、もう一人の主治医の先生に、自分が聞きたいことを事細かに確認されたとカルテに記されていた。

こういう辛い話をされた後は、家族でも看護師でも、聴き手となる人がいて、自分の思いを話すことができるとずいぶん違う。病棟看護師が話を聴くと同時に、我々のチームの看護師も、この翌日に話を聴いている。なお、主治医はいずれも誠実に質問に答え、丁寧に説明がなされていることが察せられた。このような状況では患者の辛さだけに目が向きがちだが、それを告げる主治医の辛さにも思いを巡らせておくことが、コンサルテーションチームには求められる。

翌Z＋九日。B看護師に「昨日は、まさか昼間言ってることが現実になるとは思いませんでした。今の自分の状態は、肝臓に転移してておかしくない状態だって言ってたでしょ。昨日の説明はやはりこたえました。……昨日の自分は普通じゃなかったです。そのあと、夜に嫁さん（妻）が来たんですけど、今の話を嫁にしてショックで帰りに車で事故を起こされても困るから、あえて言わなかった。今日帰ってじっくり嫁に話します。本当は、もしかしたら、（治る）という淡い期待を抱いていたんです。だから、もう現実になってしまったというか、もう治らないんだなって思いました。今後の方針について選択肢は三つ。強い抗がん剤をするか、ＴＳ－１を飲むか、緩和治療に移るか、まだ答えは出せませんが、僕個人としてはＴＳ－１は飲みたくないけど、たぶん家族がそうは言わないだろうし、そういうこともいろいろ話してこようと思います。いちばん気になることは子どもです。まだ伝えていないけど、いつどんなタイミングで伝えるかです。正直、おやじっ子なんです。だから、自分が元気なうちにいろいろやってあげたいこともあるんです」と話された。

これらの話は、解釈の入る余地のない、ただ聴くだけしかできないような内容ではないだろうか。こういう辛い状況でも妻への配慮も忘れず、「今後の方針も決めねばならない、そのことを家族と話し合ってくる」と自分のなすべきことをきちんと見据えておられる姿に心を打たれる。その後、抗がん剤について詳しく知りたいとのことでチームの薬剤師に説明に入ってもらったり、ホスピスについての情報も専門部署から提供されたりした。

7　激痛

Ｚ＋十二日。病状が厳しいという説明を受けた後から、痛みを感じることが徐々に増え、オピオイドのレスキュー（頓用）の使用回数が増えてきていた。そのため、病棟スタッフからはオピオイドのベース量を増量するのが良いのではないかという意見も出ていた。

ここで痛みの悪化について何を考えるだろうか。病勢がいよいよ進行してきたので痛みが強くなったのであろうか。確かに、その可能性は否定できない。すぐにオピオイドを増量して痛みをとるのが良いという意見が多いのではないか。一方、病状説明の直後というタイミングを考えると、病状説明で強いショックを受けたことが痛みの悪化と関連している可能性もある。この時点で、痛みをとることだけ考えて接するのと、病状説明の衝撃を考えて痛みに向かうのとでは、その後の展開も違ってくるだろう。

ここで筆者は、オピオイドの増量をどうするかは本人と話し合って決めようと考えた。そして具合を尋ねたところ、「……痛みに対する考え方をこれまでとは変えて、我慢するのではなく、痛み止めをきちんと使って痛みが楽になるようにしていきたいと思っています」と、痛みに対して前向きに取り組もうと変化されたことがうかがわれた。さらに、「気分の落ち込みも痛みと関係しているかもしれないので……」と、痛みと感情との関連にも触れながら、「もう少し今の量のままで様子をみたい」と言われたので、オピオイドの増量はせずに様子を見ることにした。

さらに「……こうしようと思っても、二時間ほど経つとまた違う思いが出てきたり、夕方になると気分が落ち込んだりして、なかなか大変です。ほんとうは大声を出して叫びたいような気持になることもあるんですが、子どももいることですし、家でそういうわけにもいかず、いろいろと考えてしまいました。治療の可能性も残しつつ覚悟も決めるという二本立てでがんばりたいと思います」と話された。

ところが、その夜、強い激痛に襲われる。「ほんまに痛かったわ。これはなんなんだ⁉って思うほど。あんなに痛くなったのは初めて。一~十段階とかじゃ現せない、十を余裕で振り切る。間違いなく、今年いちばんの痛みや。手術後でも一番かもしれない。……こんなに痛みって突然強くなるのかな。痛みがどんどん強くなっていくのか……正直、耐えられんわ。どうなるんやろ。家に帰ってからもこんなんなったら、困るわ」と、痛みが治まった直後に看護師に話されたことが記録に残っていた。

翌日（Z＋十三日）、訪室前にこの記録を読んで、痛みに圧倒されないようにするにはどうすればよいかと考えながら病室に伺った。具合はいかがですか、と尋ねると、「昨夜は強い痛みがあった。今後こういう痛みが繰り返し出てくるようになったら、もたないなぁ、と。かなり強い痛みでした。いろいろ考えていたのもあるかもしれないけど。家でこういう痛みがきたらどうしたらいいのか、と、それも不安です。最近やっと、痛みのほうが自分で何とかできるという感じがもてるようになってきていたので、昨日の痛みの後はかなりへこみました」と一気に話された。話を聞きながら、痛みをこちら（医療者）で調整して取り除くだけではなく、痛みに圧倒されないよう、自分（患者自身）で痛みをなんとかできるという感じが持てることが大切ではないかと感じた。痛みについてはいろいろな対処の方法があるが、まずはオキシコンチンを二十ミリグラム／日から三十ミリグラム／日に増やすことを提案したところ、賛成された。カルテにも「自分で痛みを何とかできるという感じをもてることを目標にしたい」と記載して、スタッフ間で目標を共有できるように心がけた。なお、この頃になると話を聞いているときに聞き手に感じられる消耗感はかなり減ってきて、ほとんど気にならない程度になっていた。

激痛に襲われたことについて、その前日に説得してでもオピオイドを増量しておけばこのような不安な思いをさせなくて済んだのではないか、という意見が当然出てくるだろう。一方、本人を説得してでも医療者が良いと考える方法で疼痛コントロールをおこなうと、当初「自分で治療を選択する権利はないんですか」と訴えておられたような事態になりかねない。「増量が必要だったら自分から言います」とも話されていたことも思い出されて、筆者としては、ご本人の判断をあくまで尊重するという姿勢を保ちたいと考えた。同時に、痛みを取り除くだけでは不十分で、痛みに自分で対処できるという思いを持ってもらえることが大切だと考えた。

8　窓口を一つに

Z＋十五日。みずから主治医と話したいと希望され、「今の治療方針は自分の希望に沿っており、納得して受けているので、いろんなところから違ったことを聞かされるのは惑わされる」と言われた。これに対して主治医は「それぞれの専門の立場から、異なる意見はあるものです。みんな真剣に考えて最善の方法を提案していることは理解してください」と答えたところ、「自分の希望は、毎日顔を合わせている主治医の先生に伝えて理解してもらっているので、治療方針については、主治医の先生から聞きたいです。できれば先生からの窓口を一つにしてもらいたいです」と、自分の希望を明確に表現され、主治医もこれを承諾した。

主治医に「窓口を一つにしてほしい」と自分の思いをしっかりと告げて、受け入れられ、主治医との信頼関係が確固たるものとなった。この話し合いは、当初「本人の知らないところでもう決まっている」と納得がいかないことを打ち明けておられたことを考えると、大きな変化で、今後予想される病状の悪化に、主治医とともに臨む基盤が固まったことがうかがわれる。緩和ケアチームは医師・看護師・薬剤師などの多職種から成るチームで、医師も内科医、麻酔科医、放射線治療医などその専門もさまざまであり、多くの人間が入れ替わりで話を聞いてきたが、それらがバラバラになるのではなく、流れのなかで自然と主治医との窓口に収斂していったのは非常によかった。

ここで、これまでの経過を振り返ったのだが、そうすると、Z＋一日に「子どものいる前では痛みのことを聞かないでほしい」と言われたり、Z＋七日に「痛み止めの増量が必要だったら自分からいいます」と言われたり、痛み止めの量についてもその都度、本人の意思を確認しながら量を決めてきたことが、最終的には主治医に自分の思いを伝えるというかたちで結晶化したのではないかと感じた。

この後、少し眠れなくなって薬の調整をしたり、オピオイドの使い方について細かな質問に答えたりするなかで、自分で痛みが来ても対処できるという感じが持てるようになり、Z＋二十三日、B看護師にこう話された。「明日退院して家に帰ったら、子どもたちに自分の病気のことを話そうと思ってる。土曜か日曜には話すつもり。俺はあんまり隠すのが好きじゃないし。隠してるのもしんどくなってきたし。……でも、上の男の子のほうが心配や。中一なんやけど、繊細なんや。下の子（女の子）のほうが大丈夫やなぁ。でも、病気になったのが嫁さんじゃなくて良かったと思うわ。嫁さんでもなく、子どもでもなく、俺で良かったと思う。もし嫁さんが病気で入院してたら、自分（奥さん）の病気のことで精一杯やのに、家のことも心配やろうし……。だから、俺が病気で良かったと思う。そりゃ、病気じゃないのが一番いいんやろうけどなぁ。嫁さんが家を守ってくれてるから、俺は安心していられる。女の人にはかなわないわ。男なんかちっぽけなもんや。子どもにはぜったい母親が必要やしな。病気は嫌やけど、俺にはまだこうやって考える時間がある。準備する時間があるもんな。事故やったら、こんな考える時間もないもんな」。こうしてZ＋二十四日、退院していかれた。数ヵ月を自宅で過ごされたのち、あらかじめ受診をしておられた自宅近くのホスピスに入って亡くなられた。

9　さいごに

疼痛コントロールについて、オピオイドの調整という点では、初回診察時にオキシコンチンを十五ミリグラム／日から二十ミリグラム／日に、激痛に襲われた後で、三十ミリグラム／日に増量しただけである。しかしながら、ここで詳述したことからも明らかなように、疼痛は、オピオイドを増量するだけでコントロールされるというような単純なものではない。もし語りベースでアプローチをせず、正しい疼痛コントロールの仕方を教育するという姿勢で臨んでいたら、決してこのように展開することはなかったであろうし、痛みはさらに複雑な問題となっていたであろう。

ここで示したように、痛みのコントロールと並行してさまざまなことが展開していた。痛みのことは身体担当医、不安のことは精神担当医というかたちで分けてしまうと、全体がみえなくなる。全体の動きを見ながらコミットするという姿勢をもつために、語りベースのアプローチを語りベースの記録によって共有することが大切であると感じる。

文献

- 菊池臣一（二〇〇三）『腰痛』医学書院
- 斎藤清二（二〇〇一）「心身症と物語」『精神療法』27(1)、15–22頁
- 斎藤清二（二〇〇三）「語られざる物語りを聴きとる」斎藤清二・岸本寛史『ナラティブ・ベイスト・メディスンの実践』金剛出版
- 斎藤清二（二〇一三）『事例研究というパラダイム』岩崎学術出版社
- 斎藤清二・岸本寛史（二〇〇三）『ナラティブ・ベイスト・メディスンの実践』金剛出版

第5章　痛みの医学的物語

1 医学的常識は時代とともに変化する

筆者が医学生の頃はまだ、虫垂炎の治療は手術が主流であったが、近年では腹膜炎の合併などを例外として保存療法が主流となった（大鐘、一九九二）。傷は「消毒してガーゼ」が常識であったのに、現在ではいずれも創傷治癒を遅らせるとして、水道水による洗浄と閉鎖療法による湿潤環境の保持とが治癒への近道とされるようになってきた（夏井、二〇〇三）。

痛みについてはどうだろうか。最もありふれた痛みである「腰痛」も、近年その「捉え方が従来とは変わってきている」。従来は解剖学的損傷を探し、それを矯正することに努力が注がれていたが、そのような生物医学的腰痛モデルに代わって、「生物、心理、そして社会的モデルに基づいて腰痛を理解・評価し、それに応じて治療をおこなうという、大きな概念の変革」が見られるようになってきた（菊池、二〇〇三）。腰痛は高い罹患率という点でも、医療費ならびにそれに関連する社会的費用（米国では腰痛の社会的費用は毎年約二〜五兆円と見積もられている）という点でも深刻な社会問題となりつつあるが、そのなかで、腰痛の概念そのものが大きく変わろうとしている。

このような時代的変遷を見ていると、医学的疾患概念や治療法を「絶対的な真実」というよりは「ひとつの物語」と考えるナラティブ・ベイスト・メディスンの姿勢〔第1章参照〕も、強引なこじつけではなく、一面の真実を言い当てていると思えてくる。前章では語りベースのアプローチに基づいて、痛みの主観的側面について考察した。ナラティブ・ベイスト・メディスンは「患者の物語と医療者の物語をすりあわせるところから新たな物語を生み出してくる」ことを治療と考える医療だと述べたが、本章では痛みについて、医学がどのような物語を抱いているかを見てみよう。

2　心の痛みと身体の痛みは分けられるか？

国際疼痛学会は痛みを「実際の組織損傷あるいは起こり得る組織損傷と関連した、またはこのような組織損傷と関連して記述される不快な感覚的・情動的体験」と定義している。第一級のニューロサイエンスの教科書である『カンデル神経科学』(Kandel et al, 2000) も「痛みは知覚であるが」と述べたすぐあとに「実際の組織損傷もしくは起こりうる組織損傷に関連する不快な感覚であると同時に情動的な体験である」と付け加えて、方法論上の困難から「痛み pain」と「痛覚 nociception」とを便宜的に分け、後者の神経メカニズムを明らかにするというスタンスをとっている。「感覚」としてではなく「体験」として定義せざるを得ないところに痛みの難しさがある。痛みの強さは、組織損傷の強さとは必ずしも比例しないのである。

それでは、心の痛みと体の痛みは区別されるだろうか。痛みというと体の痛みであることが暗黙の前提とされているが、実は「心の痛み」と「体の痛み」を明確に分けることは難しい。ラテン語の dolor もフランス語の douleur も「いわゆる心の痛みと肉体の痛みを区別していない」(Morris, 1991/1998)。骨折した足の痛みのような「体の痛み」が一方の極にあり、たとえばキリストの磔の像を前にして胸が痛むといったような (身体の解剖学的損傷を伴わないという意味での)「心の痛み」が一方の極にあると考えられるかもしれないが、両者を厳密に弁別するのは困難である。

ここに興味深い研究がある (Eisenberger et al, 2003)。コンピューターゲームで、ある特定の被験者だけボールがトスされないよう予めプログラムをしておく。その被験者にはいつまでたってもボールが回ってこないので社会的苦痛 social pain を体験することになるが、その被験者をfMRIという脳の活動を見る検査（正確には微細な血流の変化を検出する検査）で調べると、前帯状回と右前頭前皮質が活性化しており、自己申告した苦痛の程度に比例して活性が強まることが分かった。この部位は、「体への痛み」刺激によっても活性化することが知られており、「心の痛み」と「体の痛み」は、脳内においては共通の情報処理回路を使用していることが示唆されている。パートナーに痛み刺激が与えられているのを見ている被験者の脳内でも、痛みの部位を認識する感覚成分では活性化が見られなかったが、痛みの情動成分は、痛みが与えられている本人と同じように活性化が認められた（Singer, 2004）。

簡単に言えば、心の痛みと体の痛みは明確に区別されず、他人の痛みと自分の痛みも明確に区別されないとする考え方を脳科学は支持しつつある。さらに踏み込んで、心の痛みと体の痛みは明確に分けられないだけではなく、そのように「分割するような習慣は、救いよりも多くの苦しみを新たに作り出しているのかもしれない」（Morris, 1991/1998）との指摘さえあることを心に留めておくべきだろう。

3　痛みの不思議

痛みにまつわるさまざまな不思議のなかでも、戦争中に手足を失った人たちの体験は特に示唆的である。ハーバード大学の麻酔科医ビーチャーは、第二次世界大戦中に負傷して十二時間以内に面接を受けた重傷者のうち、二十五％はわずかな痛みしか訴えず、三十二％は全く痛みがないと報告した。また、前線から送り返されてきた重傷の兵士百五十名に痛みの程度と鎮痛剤の必要性を尋ねたが、鎮痛剤が必要と答えたのは二十％であった。終戦後、類似の外傷で一般市民病院に入院した男性患者百五十名に同様の質問を試みると、鎮痛剤が必要と答えたのは五十五％であった（Morris［1991/1998］と丸田［一九八九］より）。手足を失うほどの重傷も、兵士にとっては「戦争が終わり、故郷へ帰れる」ことを意味し、「この強力なポジティブな意味づけが、痛みを上回った」のである（Sternberg, 2001）（おそらくこの結果が、後にビーチャーをしてプラセボ研究へと向かわせたに違いない。プラセボについては後述する）。

これとまったく対照的なのが「幻肢痛」である。四肢が切断されてもまだ肢があるように感じられ、そこに痛みを感じるというものである。丸田（一九八九）は幻視痛の特徴として次の三点を挙げている。戦争などで突然四肢が失われた場合には少なく、痛みに苦しんだ後に手術的に切断された場合のほうが多い。些細な刺激を引き金に激痛に変わる。切断末に局所麻酔薬をかけると奏効することがあり、さらに、その効果が永続することもあるという。

これらの対照的な現象をみても、痛みを「痛み刺激」→「痛覚神経の受容体」→「痛覚伝道路」→「脳内中枢」という単純な経路（これを「痛み」の特異性理論と呼ぶ）だけではとても説明しきれないことがわかる。それでは現代医学は痛みをどのように捉えているだろうか。

4　痛みの神経学的基盤

先に記したように、神経科学においては体験としての「痛み」ではなく「痛覚」の神経メカニズムを明らかにすることに限定して研究がなされているが、そこで明らかになってきたことは痛みの治療を考えるうえでも示唆的なので、ここでとりあげておく。わかりやすくイメージしてもらうために、神経を電線、神経回路を多数の電線を通すケーブルにたとえてみよう。痛覚は、皮膚や筋肉から脳に通じているケーブル（痛覚路）のなかを走る電線（神経）によって伝えられる。最初の電線は、皮膚や筋肉から出発して脊髄のなかに入り（脊髄の）後角と呼ばれる部分まで走る。ここに交換台があって、中継され、ここから出た電線（神経）は脊髄の中のケーブルを上向して脳の視床に到達する。視床には全身からの電線がケーブルを通って集まるが、その位置関係が保たれたままなので、どの電線か見分けることで、体のどの部分が痛いのかを識別できるのである。

しかし、先に述べたように、このような単純な回路では幻肢痛や負傷兵の痛みの体験を説明することはできない。そこで、脊髄の交換台にあたる部分に一種の関門のようなものがあり、この関門の開き具合で痛みの感じ方が異なると説明されるようになった。これが「ゲート・コントロール理論」と呼ばれるものである。この仮説は幻肢痛をはじめとする痛みの不思議をかなりうまく説明できる。さらに注目すべきは、この関門の開閉は中枢のコントロールの管轄下にある、すなわち思考や情動、動機づけの影響を受けるとしている点であり、これらの解剖学的・生理的基盤は徐々に明らかになりつつある。

一方、近年、末梢から中枢へという上向性のケーブルだけでなく、中枢から脊髄の中を下降するケーブルのことがかなり明らかとなってきた。この下向きの電線の出発点は「脳の中の思考をつかさどる部分と（まだ研究は緒についたばかりであるが）感情に関係しているとされる部分」であり、交換台のところまで降りてきて、その部位で末梢から中枢への痛み信号を遮断できることも明らかとなった（この交換台は、除痛に用いられるモルヒネの作用場所のひとつでもある）。「痛みの回路（ケーブル）には（痛みを伝える）感覚成分だけではなく、心理学的色合いで痛みを和らげることのできる配線も含まれている」のである（Sternberg, 2001）。この解剖学的・生理学的な所見は、プラセボや心理療法と薬物療法とが同じ部位に働きかける可能性を示唆しており、非常に興味深い。

5　痛みの意味

以上のような点を踏まえたうえで、治療的な観点から痛みとは何かを論じていきたいが、まず「痛みの意味」について考えておきたい。本人にとっては痛みはまさに無意味なものとして体験されていることも多く、意味のなさが延々と続くという不安が痛みをさらに遷延させるという悪循環に陥っていることも少なくない。山中（一九八五）が引用しているカナーの症状論に痛みの意味への手がかりを求めてみよう。カナーは症状の意味として五つの項目を挙げている。入場券、呼子笛、安全弁、問題解決の手段、厄介ものの五つである。これはいずれも痛みにそのまま当てはまる。

まず入場券としての痛み。たとえば、長く胃潰瘍を患っていた人が、ヘリコバクターピロリの除菌療法を受けてから、胃は痛くならなくなったのだが、その頃からめまいや立ちくらみ、動悸などを訴えるようになった。全体としてみれば、胃の痛みがめまいとか立ちくらみなどのほかの身体症状にシフトしたわけで、これは、痛みそのものが本来の問題ではなく、本来の問題に至る入口かもしれないことを示している。

次に呼子笛としての痛みと安全弁としての痛み。痛み知覚が先天的に欠損している子どもは、自分ではそれと気がつかないまま、ひどい怪我ややけどをしたり、食事の最中に平気で舌を嚙み切る。しかも痛みを感じないのでそれが繰り返し起こる。骨折しても歩き続ける（丸田、一九八九）。痛みがなければどれほど素晴らしいか、と思われるかもしれないが、痛みを感じないこれらの人々の姿を見ると、痛みがどれほど生存に必要な「警告」であり「安全弁」となっているかがわかる。

さらに痛みには問題解決の手段としての側面もある。先ほどの痛み知覚が欠損している子どもの場合、骨折しても治癒に時間がかかることが多い。それは、痛みを感じないので、骨折した場所を繰り返してぶつけたり負荷をかけたりするためである。痛みがあれば自然と、骨折した場所を無理に動かしたり負荷をかけたりせず、安静に保とうとする。そうしていると自然に修復が起こる。痛みが自然治癒過程を守ることになる。最後に、そうは言ってもやはり痛みは厄介なものであることは事実である。痛みの意味にとらわれるようになると痛みの厄介ものとしての側面を見過ごしてしまいがちになるが、この点は常に心に留めておく必要がある。

6 条件付け

次に触れておきたいのが条件付けの問題である。慢性疼痛の臨床研究および治療に寄与した理論としてオペラント条件付けが有名である（Fordyce, 1986）。彼は学習理論を慢性の痛みの理解に応用し、「痛み」と「痛み行動」とを区別して後者を治療の対象とした。それによると、痛み刺激に対する「痛み行動」（オペラント）に何らかの「報酬」を得られた場合、そのオペラントは強化され、オペラント→報酬→オペラントというサイクルが「痛み刺激」なしでも繰り返されるようになったものが慢性疼痛と捉えられる。それゆえ、治療は「報酬」となるような周囲の反応や行為をやめ、「中立」的に振舞うというかたちで進められる。このようなオペラント条件付けの理論に基づく介入は、米国から全世界へ広がったペイン・マネージメント・センターの基本的戦略となった（丸田、一九八九）。なお、この立場は必然的に、報酬としての二次的疾病利得という観点から痛みを捉えることになるが、治療者が無用な先入見をもつのを避けるためには、斎藤（一九九二）の「悪循環」という観点のほうがより適切だと思われる。

痛みの理論としてオペラント条件付けがしばしば言及されるのとは対照的に、古典的条件付けへの言及は意外に少ないが、これも大切である。ここではニューヨーク医科大学サーノ（Sarno, 1991/1999）の見解を紹介する。

サーノは腰痛患者を見るなかで、その多くは解剖学的損傷がないのに痛みを訴えることに疑問を抱き、臨床を重ねるなかで、ＴＭＳ（筋緊張症候群）と彼が名付けた一群を抽出し（これは腰痛患者のかなりの割合を占めるという）、ＴＭＳに起因する腰痛のメカニズムとそれに対する治療法を提唱した。そのなかで古典的条件付けもとりあげられている。たとえば、たまたま座ったときに腰痛が生じ、座る動作と痛みとが「条件付け」されてしまった場合、座るだけで痛みが生じることが続く可能性がある。これらの反応の元を辿ると、たいていは腰痛が出たときの恐怖に行き着くとサーノは言う。さらに、（医者も含めて）周囲から与えられる情報がこれらの恐怖を後押ししている。「骨が脆くなっている」「物を持ち上げてはいけない」「ハイヒールを履いてはいけない」「走ってはいけない」など何気ないアドバイスが、結果的には条件付けを強化してしまうことがしばしばあるとサーノは指摘する。腰痛（の慢性化）に潜むこれらの医原性の要因には徐々に目が向くようになってきている（菊池、二〇〇三）。筆者はがんの痛みにもこのような側面があるのではないかと密かに考えている。

7　プラセボ

プラセボ（偽薬）は十八世紀頃から治療的な意味を持ち始めた。その語源となっているラテン語（placere）は「満足させること」という意味で、一八一一年刊の『フーパー医学辞典』では「患者に恩恵を施すというよりは、患者を満足させるために使われる薬の総称」、現代のウェブスターの辞書では「疾患に対する実際の効果というよりは、患者の精神的慰安を目的として与えられる薬」、ドーランド医学辞典では「患者を満足させたり喜ばすために投与される不活性の物質ないしは調合剤であり、現在は統制群を使った薬物効果判定にも用いられる」とある（以上は丸田［一九八九］による）。いずれにおいてもプラセボの作用は心理的な満足や安心に基づくもので、真に薬理学的な作用をもたないとみなされるのが通説である。これは大半の医者の見解であり、比較対照試験において統制群でプラセボが投与されることがそれを如実に物語っている。

プラセボの科学的研究については、ビーチャーの古典的論文（Beecher, 1955）から比較的新しい論文まで二十四の主要な論文を収録し邦訳した『偽薬効果』（笠原編、二〇〇二）によりその概観が得られる。プラセボ効果は約三分の一に認められ、不安や緊張から、手術創の激痛、狭心症の痛みに至るまで幅広く認められ、強いストレス下のほうがより効果を発揮する。痛みに関しては、モルヒネの約半分の効果をプラセボで達成できるとされている。ただし、モルヒネでは投与を繰り返すと痛みの軽減率が増える傾向にあるのに対し、プラセボでは減る傾向にあるという特徴がある。

それではプラセボによって痛みが軽減した場合、その痛みは本当の痛みではなく、心理的なもの、単なる気のせいだったのだろうか。そのようにみなされることも少なくないが、痛みの神経学的基盤をみると、ルートは違ってもモルヒネとプラセボとは同じところ（痛み回路の交換台）に働きかけている可能性があり、また、本稿では詳述できないがプラセボが内因性の麻薬であるエンドルフィンを介して効果を発現していることも充分考えられるので、神経回路の面からも神経伝達物質の面からも、プラセボが実際に身体に作用を及ぼしているということは充分あり得る。

8　心理療法とプラセボ

それでは、心理療法も一種のプラセボなのだろうか、それとも異なるのだろうか。サーノは自ら提唱するＴＭＳ治療プログラムをプラセボとは違うと主張している。その相違点として、プラセボの効果は一時的だがＴＭＳ治療プログラムの効果は永続することを挙げている。ここでは山中（一九八七）の事例を引用して検討してみたい。

山中がインターン時代、外科で研修中に出会った結城さんは、胃潰瘍の診断名で入院中であったが、実際は胃がんの末期状態であった。開腹するも手術不能の状態で閉腹し、相当長期にわたってモルヒネ系の鎮痛剤が一日に何本も必要な状態であったという。その結城さんが、あるとき山中を呼び止め、真剣な表情で「本当のことを伺いたいのです」と尋ねられた。「本当は胃潰瘍ではないのと違いますか？　そうでなければこんなに痛みが長く続くわけがない……先生には本当のことを言っていただきたいのです。無論、がんであろうことも覚悟しています。それよりあと何日生きられるかを知りたいのです」。さらに、〈早く治って下さらなくては〉と励ます山中の言葉にも、「……しなければならない仕事があるのです。あと何日かがわかれば、そのうちいくつかは片づけることができます」と冷静に答え、かつ正確に状況を捉えたうえで「あと何日と判断されているか、本当のことを教えてください」と迫った。これに対して山中は〈ええ、おっしゃるとおり、胃がんで相当進行が早く、転移巣のあり方からみて、教授はあと一ヵ月くらい、と見ておられるようです〉と「決していってはならぬことを口にしてしまった」という（まだ病名告知がタブーとされていた時代のことであった）。ところが、その翌日の教授回診のとき、いつもは激痛で呻き声すら漏らされる結城さんの、表情ばかりか、態度も改まって、爽やかとさえいえる語り口で、面会のリストを示しながら面会の許可を求められた。それ以降、鎮痛剤はいつもの半量以下しか必要なくなった。その後も穏やかな表情で、親類縁者にも別れを告げて最後を迎えられたという。

　結城さんが山中から病名を聞き出すまで訴えていた激痛は、心の痛みだろうか、それとも体の痛みだろうか。どちらとも明確に言うことはできないのではないだろうか。山中との出会いで痛みが軽減したからといって、痛みが心理的なものと断言できないのは、山中との出会いによりもたらされた認知・思考パタンの変化（病名を知って最後の準備をしようと覚悟を決めたこと）が、下向きの電線を通して痛みの神経回路の「交換台」に働きかけたとすれば、がんに起因する身体的な痛みが実際に軽減したことも十分に考えられるからである。

　一方、カナーの症状論からみれば、この激痛は、病名を知り最後の別れを交わすという舞台への「入場券」であったともいえるし、病名が知らされないまま病状が悪化するなかでの不安から身を守るための「安全弁」だったかもしれないし、あるいはこの「痛み」が山中との出会いを導いたという点では「問題解決の手段」であったとも言える。オペラント条件付けの観点から結城さんの痛み行動を何らかの「報酬」を求めていたものとみることには無理を感じるが、痛みにより「悪循環」に陥っていた可能性はあり、山中との出会いがこの悪循環を断ち切ったとみることもできる。

　それでは、山中との出会いによる痛みの軽減はプラセボ効果によるものといえるだろうか。たしかに広い意味では「病名を知りたい」という患者の望みはかなえられたので、「満足させること」というプラセボの原義にあてはまらないこともない。しかし、これは「精神的慰安を目的」としてなされたのでもなく、「患者を満足させたり喜ばすために投与され」たのでもない。ここでなされたのは、痛みを取り除いて楽にしようというのではなく、痛みや苦しみと本人も治療者も正面から取り組むことであった。治療者もプラセボを与えて楽になろうとしたわけではない。治療者も患者もともに苦しんでいる。この意味で、山中がなしたことはプラセボ効果とは異なるものであると言いたい。先に挙げたサーノの提唱する治療法も、同じように痛みと正面から取り組むことを目指しているという点で、プラセボとは異なるものと捉えたい。

9 痛みと向き合う

筆者自身、「痛み」を訴える方々との臨床を重ねるなかで感じてきたのは、受容的な立場を中心に据えるかかわりだけでは、事態は膠着したままになりがちで、どこかで「対決」なり「直面」するということが必要となってくるのではないか、ということである。これは「痛み」の心理療法に限らず、どんな場合でもいえることかもしれないが、「痛み」が問題の中心となっている場合は、特にそのことを感じるのである。

先天的に痛みを知覚する神経が欠損している無痛人間の苦悩をモリス（Morris, 1991/1998）が記している。「痛みを感じないこと」そのものが新たな痛みとなっている。加賀（一九九八）も「もっとも優れた鎮痛剤であるモルヒネは劇的に痛みを除くけれども、同時に意識を曇らせてしまい、人間の尊厳をそこなうという困った作用ももたらす。ここで見えてきたのは、痛みを医学的に治療していくと、別な人間としての痛みを生み出してしまうという二律背反であった」〔傍点引用者〕と述べている。

これと対照的なのが、筆者が割と最近にコンサルテーションを受けた、膵臓がんで精神的に混乱をきたした方である。焦燥感が強く、自殺企図も見られたが、痛みが出ていいはずの病巣の広がりであったのに不思議と痛みは訴えられなかった。しかし、精神的に落ち着きを取り戻すにつれ、痛みも訴えられるようになった。意識を取り戻すにつれて痛みも感じるようになった。あるいはやはり、解離性障害のある患者が、徐々に我を取り戻していかれるのに比例して、飼い猫に引掻かれた傷を痛いと感じるようになってこられた。それまでは引掻かれても痛みを感じないため、引掻き傷が絶えなかった。このような方々を見ていると、痛みを感じることは、人間が「意識」を持つことの代償ではないかとすら思われる。

森岡（二〇〇三、二〇〇四）も、痛さとか苦しみや辛さをなくしていく方向に向かって進んでいる現代社会のあり方を「無痛文明」という観点から批判的に検討している。集中治療室で全身状態が管理され、はっきりとした意識がないのだが、死んでいるわけではなく「すやすやと眠っている」状態の患者を前にして、「現代文明が作り出そうとしているのはこういう人間の姿なのではないでしょうか」と言った看護師の言葉から、森岡は「無痛文明」という言葉を着想したという。「無痛文明」では快楽は得られるが（その代わりに）心からの喜びは失われ、満たされているのにつまらないという状況に陥ってしまう。そこから抜け出すためには「苦しみをくぐり抜けるということをやっていくしかない」と述べている。

筆者は、がんの痛みに苛まれる方々を目の前にして、なお、森岡のように「苦しみをくぐり抜けるしかない」と断言するだけの強さをもてないでいる。痛みを取り除く手立てはないか、何とかできないだろうかという思いに駆られる。しかし、その一方で、痛みを取り除こうとする姿勢だけでは不十分であることも強く感じてきた。結局のところ、筆者も「痛み」の問題という闇に迷い込んでしまって「闇から抜け出せない」（菊池、二〇〇三）ままであることを告白して本章を閉じざるを得ない。

文献

- Beecher, H.K. (1955) The powerful placebo. *Journal of the American Medical Association*, 159 (17), 1602-1606.
- Eisenberger, N.I. et al (2003) Does rejection hurt? An fMRI study of social exclusion. *Science*, 302 (5643), 290-292.
- Fordyce, W.E. (1986) The modification of avoidance leaning pain behavior. *J.Behave. Med.*, 5, 405-414.

- Kandel, E.R., Schwartz, J.H., Jessell, T.M. eds.（2000）Principles of Neural Science. McGraw-Hill.
- 加賀乙彦（一九九八）「推薦の辞」デイヴィド・B・モリス著、渡邊勉・鈴木牧彦訳『痛みの文化史』紀伊国屋書店
- 笠原敏雄編（二〇〇二）『偽薬効果』春秋社
- 菊池臣一（二〇〇三）『腰痛』医学書院
- 丸田俊彦（一九八九）『痛みの心理学』中央公論社
- 森岡正博（二〇〇三）『無痛文明論』トランスビュー
- 森岡正博（二〇〇四）「現代文明は人間の生と死をどのように変えるのか」『神戸女学院大学学生相談室紀要』10、17–27頁
- Morris, D.B.（1991）The Culture of Pain. University of California Press.　渡邊勉・鈴木牧彦訳（一九九八）『痛みの文化史』紀伊国屋書店
- 夏井睦（二〇〇三）『これからの創傷治療』医学書院
- 大鐘稔彦（一九九二）『外科医と「盲腸」』岩波書店
- 斎藤清二（一九九一）「心身症における三つの悪循環」『心理臨床学研究』9(1)、18–31頁
- Sarno, J.E.（1991）Healing Back Pain. Warner Books.　長谷川淳司監修、浅田仁子訳（一九九九）『サーノ博士のヒーリング・バックペイン』春秋社
- Singer, T.（2004）Empathy for pain involves the affective but not sensory components of pain. *Science*, 303（5661）, 1157-1162.
- Sternberg, E.M.（2001）The Balance Within. Freeman.
- 山中康裕（一九八五）「『症状』の象徴的な意味について」河合隼雄編『子どもと生きる』創元社（山中康裕著、岸本寛史編［二〇〇一］『たましいの視点』［山中康裕著作集第二巻］岩崎学術出版社所収）。
- 山中康裕（一九八七）「老いと死の自己実現」伊藤光晴・河合隼雄・副田義也・鶴見俊輔・日野原重明編『老いの思想』岩波書店（山中康裕著、岸本寛史編［二〇〇二］『たましいと癒し』［山中康裕著作集第三巻］岩崎学術出版社所収）

第6章　物語としてのスピリチュアリティ

1　緩和ケアとスピリチュアリティ

緩和ケアにおいて「スピリチュアル」という言葉には独特の後光《ハロ》がある。医療従事者、特に医師には、「スピリチュアル」という言葉に違和感を覚える者も少なくなく、「スピリットというような言葉を使われては話にならない。何の話をしているのか、まったくわからなくなる」という批判を耳にすることもある。しかし、緩和ケアにおいては、事情は異なる。実際のケアの現場でも、教科書や学会においても、「スピリチュアル・ケア」や「スピリチュアル・ペイン」という言葉がしばしば用いられ、「スピリチュアル」な側面に配慮することの重要性が強調される。本章では、緩和ケアにおいて「スピリチュアル／スピリチュアリティ」という語がどのような文脈で用いられ、どのような意味内容が付与される傾向にあるかを概観した後で、緩和ケアにおける「スピリチュアリティ」という物語について論じ、筆者自身の臨床実践から二つのケースを紹介して、筆者の論点を明らかにしたい。

葛西（二〇〇三）は、「スピリチュアル」という言葉が、医学論文よりも心理学論文や看護論文などケアの理念を考える立場で用例が多く見受けられること、また、新聞では、投書欄で「スピリチュアリティ」という言葉が使われることは皆無であったのに対して、署名入り論説記事やエッセイ、対談などでは、医師やカウンセラー、心理学者、教師や宗教家など「ある種の専門性を持った人ばかりが用いている」ことから、「ある特定の人たちがこの語の担い手となっている可能性が高いと判断せざるを得ない」としている。

さらに、「スピリチュアリティ」が歴史的思想的に論じられてきた文脈を検討して、「宗教的な非日常性に言及しつつも宗教から程よく距離を取ってくれる」ことを期待して用いられるが、「実際にはキリスト教色がしばしば前面に出る」のであり、「特定の思想・特定の宗教を前提しながら、ひとつの本質主義的・普遍主義的理想を提唱したもの」ではなかろうかと述べている。ホスピスにはキリスト教的背景をもつ施設が少なくなく、緩和ケアにおけるスピリチュアリティを論ずるにあたっては、「遠まわしにかつ反語的に宗教を参照することで、宗教についての議論が抵抗なく出来るかのように感じられることこそが重要」という葛西の指摘を意識しておくことは必要であろう。

一方、WHOが「健康」に関する憲章の見直しを特別委員会を立ち上げておこない、一九九八年に「スピリチュアル」な健康を加える憲章改正案が提案されたが、結局採択にはいたらなかった。そのときに、スピリチュアリティの意味内容について、徹底的な国際比較と統計処理による標準化が試みられたにもかかわらず、結果的にはそこに付与される意味内容の多様性を浮き彫りにする結果となったことは興味深い。たとえば、福音派キリスト教徒にとって「スピリチュアリティ」は「神の愛」や「特定の宗教をもつこと」であり、教育者にとっては「見返りを期待しないで他者に親切にすること」が上位にくる。ボリビアの委員は「母なる大地に宿る霊」もそのリストに入れるべきだと主張した。日本の調査で最もポイントが高かったのは「心の平穏を保つこと」「内的な強さ」であったという。このように、「スピリチュアリティ」にどういう意味を込めるかは、個人の体験や感じ方のみならず、宗教的、教育、社会などさまざまな背景の影響を受ける。したがって、「スピリチュアリティ」は明確に定義される概念というよりは「物語」ととらえるほうがよいのではないかと思われる。ここで物語として捉えるということは「同じ現象に対して複数の異なる意味づけを可能とするようなアプローチ」(斎藤・岸本、二〇〇三)をおこなうことであり、「唯一の正しい物語」が存在するとは考えない。

このように、一般には、スピリチュアル・スピリチュアリティという言葉に込められる意味内容は社会的・文化的・教育的・宗教的背景によって実に多様であり、明確な概念というよりもむしろ物語と捉えたほうがよいと思われる。しかしながら緩和ケアにおいては、特定の専門家によって特定のニュアンスを背負わされる傾向があるということは意識しておくべきであろう。これと関連して緩和医療の実践において問題となってくる点については後で触れることにして、筆者自身の経験のなかから事例を示して考えてみたい。

2　世界の始まりに

金森さん〔仮名〕は二十七歳という若さにもかかわらず、進行性肺がんで、二年にわたって抗がん剤治療を大学病院で受けておられたが、抗がん剤が徐々に効かなくなり、実家の近くにある、当時筆者が勤務していた病院に転院してこられた。主治医から状態が厳しいことが告げられ、化学療法を継続するか緩和医療に切り替えるかを選択するように言われ、それで落ち込みが激しくなり、筆者の外来に紹介されてきた。週一－二回、一回三十分以内という枠を明確にしたスタイルで診療をおこなった。

初診時、彼はあふれてくる涙を必死で抑えていた。身長はやや高めでしっかりとした体格。頭にはスカーフを巻いている。引き締まったスポーツマンタイプ。「どんな具合ですか？」と尋ねると、「具合はよくないです」と右胸を右手で抱えるような仕草。「どうしたらいいかわからなくて……。頭ではわかっているんです。病気が悪くなっていることも、薬が効かなくなっていることも……。自分は今まで何をやってきたんだろうって。やりたいこともあったのに全然できていなくて……。朝おきるのが怖くて……。ずっと寝ていたらどれほど楽だろうかって。どうしたらいいですか……。どうして自分だけこうなっちゃったんだろうと。どうしたらいいですか」。しばらく沈黙となる。その問いには直接答えず、沈黙が私自身のなかにも行き渡る感じがした後に、家族構成を伺い、バウム（実のなる木の絵）を描いてもらう。描きながら表情が少し和らぐ。「やりたいことがあるとおっしゃっていましたが」と水を向けるが、「今は何もやる気が起きない」と。「以前はどういうことがやりたいと思っておられましたか」と尋ねても、「いろいろあります。ホームページを作ったり、小説を書いたり、絵を書いたり、旅行をしたり。でも今はそういう気持ちがぜんぜん起きません」と言われるも、半分上の空の印象。何もやりたくないという気持に留まるのがよいと思い、特に言葉は返さずに、治療構造を説明して関係をつなぐように心を配った。私は「深いところで伝わってくるものがあり、自分では分からないかもしれないが、力がおありのような印象を受けました。何かをやろうと焦るのではなく、自分のなかからそういうものが出てくるまで待ちましょう」と話して次回の約束をした。

翌週は化学療法で嘔気が強くあまり話せる状況ではなかったため、話を伺ったのは二週後であった。「どうですか、具合のほうは」。「この前と変わりません。別にどうでもいいというか、がんばるのはもういいというか」。投げやりな感じが少し気になった。手帳を持ってきているのに気づき、「何かお聞きになりたいことでも」と尋ねると、「書いているうちにまとまらなくて、やめたんですけど……」と。その後、仕事とか人間関係のことなどいろいろ語られた。夢も見ているとつぶやかれたので、もし見たらそれを書き留めて欲しいと頼む。

その次の週から夢を書き留めて持参されるようになったが、そこに書かれている夢は神話的な夢、宇宙創造を思わせる夢が書かれていて、非常に驚いた。紙数の関係で二つだけ紹介する。最初の夢には「時の管理者」という題がつけられていた。

はるか昔、時と空を操る業を見つけ出した人々がいた。彼らは因と果を支配し、あるべきこと、あってはならないことを決め、歴史と世界を作り変えた。彼らは神人だった。だがあるとき破滅が起きた。彼らの業の生み出す歪みに、世界が耐え切れなかったのだ。世界はばらばらに引き裂かれた。神人たちの業を受け継ぐ管理者、ソノは自分の下を訪れた旅人レヴィにそう語った。

ソノが宙に手をかざすとそこに輝く闇が生まれた。かがり火に映る影ではないことは、それが圧倒的な存在感を持っていたことから知れた。それは天地日星空の全てを内包する宇宙だった。不安定に揺らめくそれは程なくして消えた。ソノはレヴィに語りかける。「天地、宇と宙を支配した神人の業は今では残滓というほどにも残されていない。管理者たる私でさえ、手品を見せることしかできない。だがもし、それを完全なものにできるのなら、この壊れた世界を繕うことができるかもしれない。神人と同じ血を持つお前ならばあるいは……」。

次の夢には「世界の始まりに」というタイトルがついていた。

初め、世界は一つであった。それはそれ以上でもそれ以下でもなく、あってないもの、なくてあるものだった。やがてそれは二つに分かれた。それは相反するもの、光と闇、正と負、陽と陰であった。そしてそれは捩れ、歪み、交じり合った。モノとなり、虚空となり、時間になった。その捻れと歪みの極にわれわれはいる。おそらく世界は元に戻ろうとする。捻れを失い、二つになり、一つになるだろう。

これらの夢について、われわれは活発に話し合い、彼は活気を取り戻した。その後、病状は徐々に悪化したが、自分の考えを主治医に述べながら治療を続けられた。「今までもぽっと浮かんでくることは時々あった。ただ、今までは書いたことがなかったので、浮かんで終り。書くようになって形になってきた」という彼の言葉が印象に残る。

3　白い鮎

鮎川さん〔仮名〕は八十歳男性で肺がんを患っておられた。もともと、陳旧性肺結核とC型慢性肝炎があり経過観察中であったが、レントゲン写真に変化がみられ、X－三年五月に肺がんと診断された。X－三年十一月からX－二年一月のあいだ、化学放射線療法（抗がん剤治療と放射線治療）がおこなわれ、病状は安定したので退院となった。X－一年三月、右下葉に再発したため、化学療法が四コース実施され小康状態を得たが、X年三月頃より再び腫瘍が増大し始め、X年五月より化学療法が再開された。ところが、X年七月中旬、自宅で転倒し、大腿骨頸部骨折のためB病院に入院となる。骨転移病巣が多発しており、病的骨折であった。八月に入って疼痛が増強し、呼吸苦も出現、経口摂取も低下したため、家族の希望で八月十四日に転院してこられた。入院時に、左大腿骨頸部骨折と、左大腿骨骨幹部に二ヵ所、右大腿骨頸部に一ヵ所、右上腕骨に一ヵ所の溶骨性変化を認めた。疼痛に対してすぐにデュロテップMTパッチ二・一ミリグラム（貼り薬の医療用麻薬）が開始されたが、疼痛コントロール目的で八月十七日、緩和ケアチームに紹介となった。

本人の診察前に主治医に話を聞いたところ、入院時より（デュロテップパッチを開始する前から）意識レベルが低下しており傾眠傾向だったが、昨日くらいから改善してきた、外来では病状が厳しいことを何度か伝えたが、ご本人ははぐらかす感じで受け止めができていないように思われた、とのことであった。病状はかなり厳しく、このまま看取りになる可能性が高い状況であった（以下、〈 〉内は筆者の言葉）。

〈茫然と天井をみている〉。〈痛みはどうですか?〉「痛みはないです……」〈夜は眠れますか?〉「外に連れて行ってもらうので……」〈？〉「ぐっすり眠れます」〈ああ、昼間外に連れて行ってもらったりするから、夜はぐっすり眠れるということですね〉「そうです」。〈お名前は？〉「鮎川です」〈お歳は？〉「八十歳です」〈ここはどこかわかりますか？〉「A病院ですね（正しく認識しておられる）。口が渇いて話しにくいです」。

見当識は保たれている。入院時に認められた意識障害は、高カルシウム血症がその原因と思われた。痛みについては、デュロテップパッチ開始後、安静時痛は軽減しているようであったが、体位交換時に痛みが出るとのことで、鎮痛剤の座薬を適宜使用していただくこととした。

翌八月十八日　〈調子はどうですか？〉「あまり変わり映えはしないです」。〈痛みはどうですか？〉「変わりはないんですけど、痛いのはありますね」〈どこですか〉「このあたりです」（と、手で左側胸部を示される）。〈頭はぼーっとしますか？〉「ええ、ぼーっとしている感じですね」。〈昨日よりは良さそうですね〉「そうですか。昨日はあまり覚えていません」。会話のテンポはよくなり、意識レベルもクリアになってきている。

八月十九日　（挨拶をすると笑顔で）「全体的には痛みも含めて、まぁまぁ、マシですね。右肩から足にいくような痛みがあります。上を見ていると、海岸でサギが飛んでいるように見えてきますね。サギがたくさん飛んでいきます。何だかさびしいですね」。見当識は保たれているようだが、話の内容は現実的ではない。医学的にはせん妄と診断されて、抗精神病薬の投与も考慮される状態であろうが、サギが見えるかどうかはともかく、「なんだか寂しいですね」という気持ちはそのまま伝わってくる。

八月二十一日　（部屋に伺い、挨拶をするとにこにこと挨拶を返してくださり、そのまま口を挟まずに傍にいると話し始められる）「白い鮎がね、とりたくて、でも、歩いていたら動けなくなって、それでへたり込んでいたんです。そうしたら、親切な人がいて、下までつれてきてくれた。それが何度も繰り返されて、何回もつれてきてもらいました。白い鮎は、山の高いほうでとれるんでしょうね。本当はそれがとりたかったんですけど、骨折して、動けなくなって、つれてきてもらいました。みんなによくしてもらいました。だんだん弱ってくるんですね。年をとるとあかんです。いいことないです。元気になって、自分で歩いて鮎を捕りたいんですけどね。難しいでしょうね。自分で起きることもできませんからね。黄土色の鮎もありますね。この辺が最期でしょうね。上のほうがいいです。昔はなかった。サンコの鮎。本当は青いシャク。……ありがとうございました。最期になって、ちょっとは知りたいなと。興味を持つようになりました」。〈痛みはどうですか?〉「この歳ですからね。だんだんおもしろくなっていきますよ」。

白い鮎と指さされた方向には蛍光灯があり、蛍光灯の光を見ながら白い鮎のことを連想され、さらに、骨折したこと、救急搬送されたことなどが、ファンタジー的にまとめられて、鮎を捕りに行こうとしたら途中で倒れてつれてきてもらったという話になったのではないかと思われた。部屋の状況、入院までの経緯などを思い浮かべながら聞いていると、内容は非現実的な話ではあるが、動けなくなった状態で、たくさんの人に親切にしてもらって感謝している、自分の体が弱っていることもよくわかっている、そういう状況でもいろいろなことに関心を持っている、といったご本人の思いが伝わってくる。

八月二十五日 「まぁ、ぼちぼちという感じです。痛みはそんなに変わらんです。夜はまあまあ眠れます。大変な病気になったなと思います。こんな病気になって。難しいところがいろいろありますね。熱が高いとかいろいろある。突然こうなったので、びっくりしています」。

八月二十七日 「体全体が痛いですね。動かないとマシですが、少しでも動くと背骨のところが痛くて痛くて……もうこれでは動けないですね……眠れないことはないです。のどがいがらいのがあって、声も出しにくいです。もう、痛いとかそんなところは超越してしまっているように思えます。何がなにやら区別もつかないし……上を見ていると、紫？　緑？　の丸い物が見えてきます……（聞き取れず）をしたいのだけど……」。

八月二十八日　「あまりよくないですね。口が渇いて仕方がないです。水分とかはとってはだめですか。もう動けないですかね。私の病名は何ですか？　鎖骨骨折ですか？　よくなりますか？」意識レベルにムラはあるものの、徐々に状況が把握されるようになってきておられ、病名について知りたい気持ちが出ているようで、主治医にも伝えた。

九月二日　経口摂取に向けて嚥下リハビリが始まっている。〈痛みはどうですか？〉「痛みはどうもないよ。違う人とちゃいますか。今はあんまり食べられへんからさみしいね。ウナギの皮なんか、体にも良さそうやし、食べられへんかねえ。氷もいいけど、もう少し味のあるもんが何か欲しいな。それにしても、氷だけしか食べてへんのに、ヒトの体ってよう持つんやねえ」。意識はクリアで、返答もしっかりしている。痛みのことはどこかにいってしまった。

その後、徐々に意識レベルは低下して、九月六日、死去された。

最近、筆者はカルテにこのような記載もするようになった。そうすることで、読者（医療スタッフ）は、われわれ緩和チームの診療場面を追体験できるだけでなく、患者の語りをどのように聞いていくのがよいのかについても考えるようになる。医学的には「せん妄」と診断されるような状態で、型にはまった対応（抗精神病薬の投与、カレンダーを置く、家族に不安を与えないよう説明するなど）がおこなわれることになりがちだが、上記のように記載すれば、患者の語りをどう聞いているかということが共有でき、われわれと患者とのやり取りを知ってもらいながら関わってもらうことが可能となる。

　全体の経過を振り返ると、最初は「痛み」に焦点を当てつつ見当識を確認するというかたちで、情報聴取型の聞き方であったためか、こちらの質問に答えるというかたちの会話であったのが、徐々に八月二十一日の語りに象徴されるような、ファンタジー的な語りになっていった。こちらからの問いかけを最小限にしながらさらに聞いていくと、「大変な病気になったなと思います」〔八月二十五日〕、「私の病名は何ですか？」〔八月二十八日〕と、現在の自分がおかれた状況を認識し、病名への問いもなされるようになった。痛みは波がありながら、最終的にはどこかへいってしまった。こうして静かに旅立っていかれた。全体の経過を振り返ることにより、治療者の聴き方によって語られる内容が変わってくることにも目が届くようになる。

4　スピリチュアリティとは？

「緩和ケアにおけるスピリチュアリティ」というテーマを頂いたときにまず浮かんできたのが、ここで紹介した金森さんや鮎川さんの体験であった。

　金森さんの「時の管理者」にみられる時間を司る次元や世界創世神話にも匹敵する創造世界を日常の物差しで理解することは難しく、単なる夢の話として片付けられかねない。「今までもぽっと浮かんでくることは時々あった。ただ、今までは書いたことがなかったので、浮かんで終り」と述べておられるように、金森さん自身でさえこれらの体験に目を向けておらず、筆者に促されて書き留めるようになるまでは意味のあるものとなっていなかった。

　鮎川さんの「白い鮎」にまつわる話は、せん妄と診断されてほとんどまじめに受け止められることはないだろうが、上述のように受け取れば、聞き手の心にも響くところがあるのではないだろうか。これらを単なる夢とかせん妄と切り捨ててしまうのではなく、スピリットにかかわる深い体験と捉えることが、緩和ケアにおけるスピリチュアリティについて考える入口になるのではないかと思う。そのためには、聞き手が日常を超えたスピリットの次元に開かれていることが必要である。さもなければ、これらの話が語られることはないだろうし、仮に語られたとしても受け止めることができないだろう。

　実は、緩和ケアの現場において、スピリチュアルということが問題になるのはこのような場面ではない。ホスピスの創始者であるシシリー・ソンダーズ（Saunders, 1988）は、スピリチュアル・ペインのエッセンスとして、意味への探究、無意味との直面といった点を挙げている。死が差し迫った患者の話を伺っていると、「自分がなぜがんにならなければならないのか」とか「なぜこんな痛みを味あわなければならないのか」といった怒りや「自分の人生の意味は一体何だったのか」といった生きる意味への問い、「死んだらどうなるでしょうか」といった不安を突き付けてこられることが少なくない。このようなときに、「スピリチュアル・ペイン」ということが言われるのだが、これについては、斎藤（二〇〇三）の次の指摘が本質をついている。これは筆者が提示した事例において、「なぜ自分が（がんになってしまったのでしょうか）」と繰り返して語られる患者の苦しみに対して、斎藤が述べたコメントの一部である。


　ここで、「この患者の語る苦しみは、まさに『スピリチュアル・ペイン』ではないのか？」と感ずる読者は多いのではないかと思う。……しかし、ここで『スピリチュアル・ペイン』という言葉でラベリングすることもまた、もしかすると、患者の語りをともに担うことから微妙に身をそらしてしまうことになりはしないだろうか？『スピリチュアル・ペイン』という言葉を持ち込むことによって、確かに背負う荷物は軽くなる。聞き手が共倒れになる危険性は少なくなる。なぜならば、これはすでに知られている道なのだから。そうして、患者が投げかけてくる重い荷物は、援助者にもぎりぎり耐えられるものとなる。これが「物語り」のパラドックスである。共倒れになることを防ぐには、「物語りの理解」が必要である。しかし、それは真に必要な道行きを微妙にそらすものかもしれない。治療者はここで、『スピリチュアル・ペイン』という既知の物語り（概念）を導入することなく、あくまでも「不安」という「患者自身の言葉」をキーワードに、その意味を性急に解明しようとせず、むしろ「分からないまま、理解できないまま、ともに居続けよう」としているように思われる。

斎藤が述べるように、スピリチュアル・ペインという言葉でラベリングすることによって、患者の語りをともに担うことから「微妙に身を逸らしてしまうことになる」とすれば、語りを聞くうえで「スピリチュアル」という言葉をわざわざ持ち出す必要はない、ということになる。それではなぜしばしば、緩和ケアにおいて「スピリチュアル・ペイン」ということが言われるのか。それは、スピリチュアルという物語によって、「患者が投げかけてくる重い荷物」が「援助者にもぎりぎり耐えられるものとなる」からである。スピリチュアルという物語を必要としているのは、患者ではなく、援助者のほうではないか、という問いがここでは浮上してくる。

筆者の視点からすれば、緩和医療において、スピリチュアルという言葉で形容されることの多くは、むしろヒューマンな次元に関わるものであるように見える。「自分がなぜがんになったのでしょうか」という問いは、スピリチュアルというよりはヒューマンな問いではないだろうか。逆に、夢とかせん妄と断じられ切り捨てられてしまっている部分にこそ、スピリチュアルな次元への入口が隠されているのではないか。臨床実践のなかで筆者はそんなふうに感じることが多い。

緩和医療においてスピリチュアリティという言葉がもつ意味内容を考えるとき、患者の語りに耳を傾けるときに、こちらの浅はかな判断で、語り手自身がスピリチュアルな次元に開かれようとしているのを妨げることなく関わることができれば、と願う。

文献

- 葛西賢太（二〇〇三）「『スピリチュアリティ』を使う人々」湯浅泰雄監修『スピリチュアリティの現在』人文書院
- 斎藤清二・岸本寛史（二〇〇三）『ナラティブ・ベイスト・メディスンの実践』金剛出版
- Saunders, C. (1988) Spiritual pain. *Journal of Palliative care*, 4 (3), 29-32.

第7章　ストーリーのずれ——ソウル・ペイン

1　スピリットとソウル

スピリットとソウルはいずれも「魂」と訳されることのある言葉だが、緩和医療において、「スピリチュアル」という言葉が頻繁に用いられるのに対して、ソウルという言葉が用いられることはほとんどない。しかし、日本人初のユング派分析家で日本の心理臨床の基礎を築いてきた河合隼雄は、「たましい」を重要なキーワードとしていた（河合、一九八六）。筆者は医学生の時代から河合隼雄と山中康裕の臨床心理学に深く影響を受けていたこともあって、緩和医療の領域にも「たましい」という視点を取り入れられないかと模索していたが、そんななか、マイケル・カーニィ（Kearney, 1996）がソウル・ペインという概念を提唱していることを知った。実は河合もカーニィも、ジェイムズ・ヒルマン(1)のソウルの概念を下敷きにしており、両者の「ソウル」の概念には相通じるところがあるのだが、この点については後で触れることにする。

この「ソウル・ペイン」という概念は、ナラティブの視点から見ると、ひとりの患者のなかでのストーリーのずれと捉えることが可能ではないか、というのが本章の論点である。ここでもやはり、具体的な事例を提示し、それに即して論じることにする。

2　病名のインパクト

ここで紹介する事例は、急性白血病の事例である。といっても今から二十年以上前の事例で、当時は現在のようにがんの病名告知は一般的にはおこなわれていなかった。筆者が勤めていた病院でも、白血病と告知されている人は一割前後であっただろうか。ほとんどの白血病患者が「骨髄不全症」など、白血病という名前をオブラートに包んだような病名を告げて治療がおこなわれていた。ここで紹介する事例もその例に漏れず、骨髄不全症と告げられていた。

(1) 入院まで

事例は五十歳の女性で、ここでは仮に金田文子さんと名付けておく。金田さんは、X年七月より歯肉出血を認め、二週間以上たっても出血が止まらないため、八月十六日、近医を受診して、血液検査を受けられた。その結果、著明な貧血と血小板減少（血小板というのは出血を止める働きをする細胞で、これが減ると出血傾向が認められるようになる）を認めたため、当時私がいた総合病院を紹介され、八月十九日に受診された。急性白血病が疑われて、そのまま入院となられた。

ご自身は八人きょうだいの六番目で、下の二人は小さいときにすでに亡くなっている。ご本人が三歳のときに母が腎臓病で亡くなられ、父が男手ひとつで育てられたとのことだが、その父もすでに脳梗塞で他界していた。子どもは三人おられるがすでに独立していて、今はご主人と二人暮らしであった。

(1) ユング派分析家で、元型心理学を提唱した心理学者

(2) 急性白血病の治療

経過に入る前に急性白血病の治療のだいたいの流れを説明しておく。

急性白血病の治療は、抗がん剤治療で寛解を維持することが当面の目標となる。寛解導入という一クール一ヵ月あまりの抗がん剤治療で寛解に入ると、その後は地固め療法を数コースおこなう。抗がん剤治療は一コースに一ヵ月くらいかかるので、地固め療法が終わるまでに約半年を要する。そこで一度退院してから後は、二、三ヵ月に一回の割合で維持強化療法と呼ばれる治療がおこなわれ、これが数年間続く[2]。この間、再発がなければ、治療を一区切りとして、経過をみていくことになる。当時は五年間再発がなければ治癒したとみなされていた。

当時、骨髄不全症と告げられていても、治療をおこなっていると、吐き気が出たり脱毛が見られたり、さまざまな副作用が見られるので、多くの患者は自分が抗がん剤を投与されていることは薄々感づいており、病名についても白血病ではないかと疑ったり感づいている人が多かったと思う。医師も患者も、暗黙のうちにはそのことを想定しながら、表には病名を出さず、しかし治療スケジュールや薬の副作用などについては細かく説明して、お互い病気を治すという目標に向かって共同戦線を張っていたような感じであった。病名を告げていないから信頼関係がないというわけでは決してなかったと思う。ともあれ、以上の背景を踏まえたうえで、読み進めていただければと思う。

(3) 入院後経過①——寛解に至るまで

八月十九日　入院初日。中肉中背で、丸顔で目が細く、おっとりとしていて、気のよさそうな田舎のおばさんという印象であった。骨髄検査をおこなって急性骨髄性白血病という診断が確定した。出血がみられるので輸血をおこない、翌日から化学療法をおこなうこととなる。ご本人には、造血がうまくいかないために、白血球減少、貧血や血小板減少が生じているため点滴の治療をおこなうと上級医から説明がされ、本人には白血病という名前は伏せて、骨髄不全症という病名が告げられた（以降、本人の言葉は「　」で、筆者の言葉は〈　〉で示す）。

八月二十日　〈どうですか、夜眠れましたか?〉「夜、三回くらいトイレに起きました」〈夢でも見られたのですか?〉「ええ、夢はよく見るほうなんです」〈昨晩も?〉「はい」〈聞かせてもらってもいいですか?〉「ええ。小さい頃の夢でした。三歳のときに終戦を迎えたのですが、そのときの夢とか［夢1］。もうひとつはお墓の夢［夢2］。三歳のときに母を亡くしたんです。私は八人兄弟で下の二人は小さいときに亡くなったので、いま生きているなかでは私が一番下なのですが。母は腎臓が悪くて三十六歳で亡くなりました。何度もお産をしたから無理したんじゃないかと思います。母に似ている、といわれるんですが、母の顔は覚えていません。父が育ててくれました。生まれはAです。二十四歳で結婚するまでAにいました。三歳のとき、

---

(2) これは当時の治療であり、今は治療期間も短期になり、薬の種類も増え、病型に合わせたよりきめの細かい治療ができるようになっている。

Ａは焼け野原になりました。土地を全部売ったりしたので、実家は結構裕福ですが、分家はそうでもありません。私はスーパーのレジをやっていました。夫の実家も名士の家で、実家は結構お金があると思いますが、夫は末子で分家だからそうでもないです」。

入院して抗がん剤治療の初日だったので、点滴をつなぎながら話を伺ったが、夜眠れないとのことで夢について尋ねると、三歳のときの夢とお墓の夢が語られた。それが呼び水となって小さい頃の話や両親の話などが流れるように語られた。

八月二十三日　無菌室で個室管理が始まる。「便秘で困ります。それと、夜なかなか眠れません」〈趣味は？〉「本を読むのが好きで、今もこうやって、息子たちが持ってきてくれたいろいろな本を読んでいたんです」。

八月三十日　「道がわからなくなって家に帰れなくなる夢［夢３］をこの一週間のうち二回見ました。あと、ベッドに寝ていて、普通に寝ているんですが、二階にいるような感じがする夢を見ました［夢４］。上なのに下なんです」。夢のなかで道がわからなくなったり、上下がわからなくなるなど、オリエンテーションがつかなくなっていることが心配であった。

九月二日　「また夢を見ました。お祭りに行って、三歳の息子とはぐれ、いくら探しても見つからないの［夢５］。お父さんがＢに行って、それに子どももついて行ったらしくて、どうしても見つからなかった。長男と次男の夢［夢６］はよく見ます。長男は小さいとき、ぜんそくで医者へよくおぶって連れて行って吸入をしてもらったりした。小学校のときに弟と一緒にサッカーをするようになって喘息が治った。長男と次男は正反対。長男はおとなしくて本ばかり読んでいる。次男は暴れん坊でいたずらばかりしていた」。よく夢の話をされるようになった。当時の筆者が感じていたのは、入院直後にいろいろと夢を見ておられても、怖い夢が多いのですぐには話せない方が多く、金田さんのように入院直後から夢の話をしてくださる方は比較的少なかったので、夢の内容は、見つからなかったり方向がわからなかったりと、必ずしも夢見のいい夢ではないが、夢を話せる力はあるということであった。

九月十三日　骨髄検査の結果、寛解には程遠く、再寛解導入を開始することになる。抗がん剤治療も迷宮から抜け出せない感じといえる。白血球は回復しないため、無菌管理が続いている。

九月十八日「無菌室に入って一ヵ月。くたびれちゃった。電話もないし」〈手紙を書かれたらどうですか？〉「そういう手があったわね。書いてみようかしら。クリーン解除までまだ時間がかかりそう？」〈うーん。まだしばらくは……〉「そうですか。先生、私の病気はがんじゃないですか？　ここに私の病名を書いて」。骨髄不全症、と描く。〈この病気は骨髄という血液を作っているところの働きがおかしくなっているんです。それで貧血がきたり、血小板が下がって出血が止まりにくくなったりするんですよ〉と説明した。

筆者は、病態は出来るだけ詳しく説明したが、いま振り返ると、それは彼女が求めていた答えではなかったと思う。いま同じ状況に置かれても、どう答えればよいか悩むと思うが、患者が「私の病名は何ですか？」と尋ねてきたときは、非常に大切な展開点であり、こちらも真剣に答えねばならない、ということだけはわかる。

九月二十二日「夜眠れない。吐き気もあって食事もとれなくなってきた」。

九月二十七日　「相変わらずあまり食べる気がしない。昼もあまり食べれなかった。本を読んだり、パズルをしたりして過ごしているんだけどね。髪の毛がだいぶん抜けてきたから、ブラシを使うのが怖い」。食欲がないのは抗がん剤治療の影響が考えられるが、あまり眠れていないことへの配慮がなかったことは反省点である。

十月十二日　ようやく白血球が回復し、無菌解除となる。本人はとても嬉しそうであった。

十月二十日　骨髄の検査は完全寛解となっており、これでようやく治療の見通しが立った。医学的には、迷宮から抜ける道が見つかったという感じである。この日より化学療法（地固め療法）が始まった。

(4) 入院後経過②——病名を知ってしまう

十一月十六日　「宗教の本を読んでいる。いいことが書いてあるから。別に宗教にこだわっているわけではないんだけど」。

地固め療法は比較的順調にすすみ、この日、無菌解除となった。今回の無菌室入室は特に吐き気もなく、食事もとれており、発熱もなく、落ち着いていた。十一月二十二日から二十五日までのあいだ、外泊された。

十一月二十六日　骨髄検査の結果は完全寛解を維持しており、治療は順調だが、外泊中に、前医で出された診断書を見て、病名を知ってしまったと看護師から報告を受けた。すぐに上級医と相談して、上級医から金田さんに説明がなされることになった。

〈病名を知ってしまったのなら仕方ないけれど、最初の時点でご家族と相談して、落ち着くまではとりあえずは病名を伏せておこうということにしたんです。治療は、最初は少し苦労しましたが、何とか工夫して、完全寛解に入ってからは順調にいっています。これからは退院の下準備のような治療です。順調にいけば来年の二月か三月頃には退院できます。その後も治療は定期的におこなう必要はありますが、薬がよく効いているので頑張りましょう〉。金田さんは頷きながら一生懸命話を聞いて、一応納得されたようだった。

十一月三十日　地固め療法の第二コースが始まる。病名のことを話した後だったので心配しながら様子を見守っていたが、特に動揺は見られない。ただ、夜は以前にも増して眠れない様子であった。

十二月七日　「特に変わりはないですよ。夜眠れないのは相変わらずだけど、お薬いただいて寝ると眠れる。今回は吐き気もきつくないし、食事も食べられるし、熱もないし、割と楽です」。

十二月二十日　「同じ病気の他の患者さんと話をした。同じ病気の人がいるとわかって安心した」。その後も治療は順調に進んでいるようで体調も特に悪くなることなく経過しており、十二月二十二日に無菌解除となった。十二月三十日から一月四日まで外泊された。

(5) 入院後経過③——激震

一月六日　「まだ治療をやると聞いて、昨日は眠れなかった。病気のこと、家族のこと、病名を知ってからいろいろ考えて何もできない。いまは、とてもイライラしてしまう。病気が悪くなったから治療をやるのではないですか」〈病気の治療を打ち切るのはもっと先のことです。前からお話ししていたように、これからおこなうのは初めから予定されていた治療です。病気が悪くなったから治療をするわけではないのですよ。同じ病気の人は皆そうしています〉。

治療のスケジュールについては最初から少なくとも半年は入院が必要ということをお話ししていたので、まるで初めて聞いたかのように「まだ治療をやると聞いた」と言われたことに驚いた。病名を知ってからいろいろ考えて、イライラすると言われたことはもっともだと思われ、話を聞きながら少し落ち着かれた様子もあったが、一方で、私のほうは、前から同じことを説明しているのに理解できない、という思いを持ったことも確かである。

一月七日　「落ち込んでいるんだよ。いままでは「絶対治る」と思って頑張れた。でも、この間外泊したら「人寄せ」される気がして……。これで退院かとも期待してたけれど、怖くなった。家に帰っても何もできなかった。それに書類を見たら、なんだっけ、傷病手当金が打ち切られるようだし……いろいろ考えて頭がパニックになってしまう」。

「絶対治る」ことを諦めるどころか、治ることが十分見込まれる状況であったので、落ち込んでいるといわれても今ひとつピンとこなかった。後で振り返ると「人寄せされる気がして」いたのは、周囲に対して過敏になり、自我境界があいまいとなって守りが薄い状況に陥り始めている兆しと捉えるべきだったと思われるが、当時はそういったことまで思いが及ばなかった。

一月十日　「相変わらず眠れない。会社の保険は四月まで出ると聞いて安心した」。

お金のことは少し安心されたようだが、不眠が続いている。骨髄は完全寛解で、この日から地固め療法

（Ａｒａ－Ｃ大量療法）が始まる。当初寛解導入に難渋したため、通常の地固め療法よりもかなり強力な治療をおこなうことになった。

一月十七日　「不安。いろいろ考える。仕事のこととか。治療に二年もかかるなんて」〈今日から無菌室に入っていただきます〉「そんなに悪いの？」〈悪いから無菌室に入るのではなくて、予防のために入るのです。これまでもそうしてきましたよね〉「そんなに悪いの。そう……」。

一月十九日　「お金のことが心配。（医療費が）毎月六万三千円もかかるなんて……。どうしよう。金食い虫だね。そんなにかかる（二年もかかる）なんて、よっぽど悪いんだね」。

一月二十一日　「お金のことが心配。困った、困った。どうしよう」。これまでの治療でも白血球が下がってきたら回復するまで無菌室に入るということがおこなわれていたが、今回に限っては、無菌室に入るのは病気が悪化したからだというネガティブな意味づけがなされ、説明を繰り返しても届かない感じがあった。しばらくは話を聞いて行くよりほかないと思いつつ、どうしようと繰り返される金田さんに対して何もできないことの無力感も感じていた。

一月二十三日　十時。「お金が困る。明日から食べていくこともできない。ガス、水道、電気、みんな困る。保険で掛け方を間違えた。保険にたくさんお金を使って貯金が無くなってしまって……」。こう言いながら、無菌対応にもかかわらず、部屋を出て電話に来ているので説得して部屋に戻ってもらうが、目の焦点は定まらず、人が変わったような感じであった。表情が硬く、全身は強ばって、問いかけに答えないで「そうなんだけど、お金が……」と繰り返している。そこでハロペリドール二・五ミリグラム点滴。一応ベッドに戻り少し落ち着くが「お金が……」と繰り返し言っている。

午後、家族が面会に来て少し落ち着かれ、少し眠るが十六時頃ふたたび「お金が……」と繰り返すことが始まり、「困った。いやぁ、やっぱりないんだよ。変な掛け方をしちゃった」と繰り返して、収拾がつかなくなる。夕食がきて、食事のあいだは食べることに集中できて少し落ちつく。夕食後、再び焦燥感が強くなってきたため、ハロペリドール二・五ミリグラム点滴。

二十時には表情が硬直。開口したまま口がふさがらず、目も上方視のまま固定。呼びかけには答えられ、周囲の状況は理解できている様子。

二十時三十分、ご主人と息子さんに病状説明をおこなった。〈根本は、病気に対する不安だと思われますが、お金というかたちで表現されているようです。焦燥感が強く、こちらの言うことが伝わらないようです。お薬で鎮静を試みていますが、ご家族の方がそばにいると安心されるようなので、差し支えなければ落ち着かれるまで付き添って頂けるとありがたいのですが……〉。納得されて、ご主人が付き添うことになる。以後、ひと段落するまでご兄弟などで交代してシフトを組み、付き添って下さる。

一月二十四日　「お金が困る。保険の掛け方を間違った……」。一応会話は成立するが、お金に関する訴えは変わらず。脳波、髄液、ＣＴなどの検査をおこなったが、白血病の浸潤を示唆する所見はなし。神経内科のコメントは、「心理的なストレスが原因ではないかと。Ａｒａ－Ｃ大量療法による中枢神経障害の可能性は否定できないが、いずれにしても経過観察でよいでしょう」とのコメントであった。

(6) 入院後経過④——現実への帰還

一月二十六日「困る。お金のことをやっぱり考えちゃう。みんな病気を治すことだけを考えればいいといってくれるけど……」。

一月二十七日「まだ出血している。相当悪いのかね。困るね……」。出血は化学療法に伴う血小板減少のためで、病気が悪いからではないと説明。手の震えがある。応答は緩徐で話し始めるまで時間がかかる。

一月二十八日「昨日は三時頃まで眠れなかった。昼間はうとうとしているけど……」。少し落ち着いてきた感じ。炎症反応が急激に上昇し、抗生剤を変更する。

一月三十日「(付き添っているご主人に)あなた、ここにいて仕事をしていないと、お金が稼げないじゃないの……」。

一月三十一日「昨日は十二時頃まで寝たり起きたりして落ち着かなかった。睡眠剤をもらってやっと眠れたけれど……」。少し落ち着いてきたが、相変わらずお金の心配をしている。この日から発熱が始まる。白血球減少はここ数日中に回復するものと思われるが要注意。

二月二日「お金のことが心配で……」〈いくらあったら安心できるの?〉「うーん、百万くらいかな……

〔しばらく沈黙の後〕今回、個室に入ったときからどんどん悪くなるような気がして、このまま逝ってしまうのかと心配だった。この部屋でたくさん亡くなっているのを知っているので、どんどん悪くなるのかなぁって。お金のこともだけど、じつはこっちのほうが心配だったのだなって、大分わかるようになってきた」。今日は少し落ち着かれている。不安を言葉にできるようになっている。熱は昨日から抗生剤を変えたこともあってか、下がってきた。白血球はまだ一〇〇と少ない。

二月三日　「『このまま死んでしまうのではないか』と、この部屋に入ったときは思った。付き添いもずっと二人ついていたし……。この前は箱か何かに閉じ込められて、私の言っていることが届かない感じだった」。

二月四日　「元気がなくて困る。退院してもすぐにまた入院でしょう」〈本当なら外来で治療できるんだけど、家が遠いから通うのは難しいと思うので〉。白血球は回復し、無菌解除とする。室外に出られるようになって、また一段と落ち着かれた。

二月九日　二人部屋へ転室。「昨日は久しぶりに付き添いなしで寝た。大丈夫だった。今は本を読んでいる。今までは本を読む元気もなかった」。

二月十日　「昨夜は眠れませんでしたが、それほどイライラはしていません。家へ帰る元気はまだないですね」。落ち着いてこられた。本を読んだりして過ごされている。外泊には消極的だが、ご家族の支えもあり、結局二月十一日から十三日まで外泊された。外泊中特に変わりはなかったとのことであった。

二月十九日「相変わらず眠れないけれど、眠剤なしで様子を見てみます。眠れないのが前ほど苦痛ではなくなりました」。二月二十七日に退院となった。

以後、経過は順調で、二ヵ月に一回の割合で入院して定期的に治療を受け、五年の定期治療を終えて再発なく経過し、治癒された。

3　ナラティブとして聞く

当時、「ナラティブ」とか「物語」といったキーワードは医療の領域では全く注目されていなかった。ただ、筆者は医学生の時代から臨床心理学に強く影響を受け、「事例研究」という方法論を強く意識していたので、ここで示すようなかたちで多くの事例の語りを残していた（岸本、一九九九）。夢についても、学生時代から関心を持っていたので、違和感なく聞くことができた。NBMと出会う前後で、筆者自身の話の聞き方はさほど変わっていないが、医療のなかで語りを意義あるものとして積極的に位置づけることができるようになったことが大きな変化であった。

それはさておき、この事例では夢が語られたり、医学的には「せん妄」と診断されるような状態になられたりしている。このような状況でもナラティブに基づくアプローチをとることが可能だろうか。

夢については、すでに斎藤（二〇〇三）が筆者の事例にコメントするかたちで次のように述べている。

一般診療において「夢」が話題にされることはめったにないが、患者さんが話すことはどんなことであっても話題として尊重する、という基本姿勢にたつならば、「夢」も現実と同様に「患者さん自身の主観的体験の物語り」であるとして、真剣に耳を傾ける態度は正当であると考えられる。

ナラティブ・アプローチの基本姿勢を貫こうとすれば、夢も、せん妄の語りさえも、真剣に耳を傾け、そこを入口として、語り手が体験している世界に迫ろうとすることが必要だということになる。ちなみに、夢については、ニューロサイエンスの知見も、それが荒唐無稽な絵空ごとではなく、強く動機付けられ、感情に突き動かされた認知プロセスであることを示しつつある（Solms, M., & Turnbull, O. 2002/2007）。

とはいえ、聞き手がそこに意義を見出せなければ、聞き続けることは難しいだろう。意義を見出すためには、何らかの読み筋（プロット）が必要となる。これはせん妄についても同じである。次節で金田さんの語りを筆者がどう受け取ったかを示すが、物語にさまざまな読み筋が可能なように、これは筆者なりの読み筋であって、これが唯一の正しい読み方というわけではない。

4　存在基盤の断層

金田さんは、入院した日から夢をよく見ておられ、それについて話して下さった。

［夢1］と［夢2］はいずれも三歳のときの体験に関係する夢で、ひとつは終戦、もうひとつは三歳のときに亡くなった母親のお墓の夢であった。終戦のときに自分の実家が焼け野原になったということで、死のテーマが繰り返しあらわれていることが伺われる。金田さんにとって三歳は、世界が一変するような大きな

転機となった年齢であり、今また人生の大きな転機に立たされて、そのときの体験が浮上してきたと見ることも可能であろう。そして［夢3］では家に帰る道を失い、［夢4］では上か下かわからないということで、方向感覚を喪失し、迷宮に入ったかのごとくである。さらに［夢5］で三歳の息子とはぐれてしまう。今度は息子が三歳！　となっている。

こうしてみると、夢の体験からは、金田さんの魂は死に瀕し、迷宮に迷い込み、オリエンテーションを失っていることが伺われる。ここで「魂」という言葉を用いたのは、心のなかでもその深層にあって体とも密接につながっているところに焦点を当てたいからである。心に浅いも深いもないではないかというのも一理あるが、水の底を泳ぐ魚は潜らないと見えないように、意識水準を下げないと（夢のなかでないと）見えないような心の働きを示すには、「魂」という言葉を用いるほうがしっくりくると考えて、ここではあえて「魂」という言葉を使う。これについては後でもう一度取り上げる。

さて、実際、治療を受けている金田さんの様子は、とりわけ強い不安を示しているわけではなく、時々眠れないと訴えられるものの、他の患者さんと大きく変わる様子は見られなかった。だから、夢を伺っていなければ、ごく普通に治療を受けられている患者の一人と思われても何の不思議もない状況であった。いや、正直にいえば、今振り返ると、この夢を聞いていながら、当時は金田さんの魂が方向喪失に陥っているというところまで考えて診療しているわけではなかった。「テーブルの下」で手は震えていたが、テーブルの下にかがまないかぎり、その震えはこちらの配慮がなければ見逃されてしまうという状況であった。

ところが、一月半ばに生じた混乱状態は、誰の目にも明らかな激しい動揺であった。医学的にはせん妄と診断されるような状態であり、Ａｒａ－Ｃ大量療法という化学療法の影響、そのときに用いられたステロイドというホルモン剤の影響などが考えられるところである。実際、同僚も上級医もそのような目でみていて、「その約二ヵ月前に、伏せられていた病名を偶然知ってしまったことが影響している」という考えは念頭にないようであった。しかし筆者は、上記の経過から、病名を偶然知ってしまったことでこのような状態になったのだと直感した。いま振り返れば、これは「魂震」、「魂」の地震といえるような「激震」であったと思う。

筆者のこの感触があながち的外れではなかったことは、金田さんの言葉から明らかとなる。「激震」から徐々に回復し始めた二月二日に「今回、個室に入ったときからどんどん悪くなるような気がして、このまま逝ってしまうのかと心配だった。この部屋でたくさん亡くなっているのを知っているので、どんどん悪くなるのかなぁって。お金のこともだけど、じつはこっちのほうが心配だったのだなって、大分わかるようになってきた」と話され、その翌日にも「このまま死んでしまうのではないかと、この部屋に入ったときは思った。付き添いもずっと二人ついていたし……。この前は箱か何かに閉じ込められて、私の言っていることが届かない感じだった」と述べておられることから、「自分が死んでしまうのではないか」という圧倒的な思いにのっとられていたことがわかる。

大地震が地面に深い断層を生じるように、魂震は存在の基盤に断層を生じさせる。金田さんは、その深い裂け目に落ち込んで、この世と交信不能に陥っていたように思われる。

5　魂の揺れ

「魂震」という言葉を使ったが、これは筆者の造語ではない。阪神大震災に際して、日本臨床心理士会は早くから心のケアの問題に取り組み、いろいろと活動を続けてきた。その活動を、「学問的視点も入れつつまとめ」た書物が河合隼雄・日本心理臨床学会・日本臨床心理士会の編集で一九九五年に出版された。題して

『心を蘇らせる』(河合他、一九九五)。そこに、ユング派分析家でわが国に何度も来日しドリームワークを続けているロバート・ボスナックが寄稿しているが、そのタイトルが「魂震、彼方より *Soulquakes; A Veiw from After*」であった。魂震 soulquakes は earthquake(地震――earth〔大地〕+quake〔揺れる〕)に掛けた造語である。

金田さんの体験を、(医学的な観点から)せん妄ととらえるのではなく、魂震と捉えることにはどのような意義があるのだろうか。

ボスナック(Bosnak, 1989, 1997/2003)は、ゲイを何とかしたいと訪れたクリストファーのドリームワークをおこなうなかで、彼がエイズを発症していることがわかり、彼が亡くなるまでのあいだドリームワークをおこなったプロセスを書物にまとめているが、そのなかで、エイズの診断のきっかけとなったカリニ肺炎を発症したのが彼が解雇された直後であったことから、エイズには心身相関的な基盤がある、とハーバード大学で講演したが、全く受け入れられなかったことに腹を立てている場面がある。筆者はこれを読みながらボスナックに強い共感を覚えると同時に、医療現場のなかでこういった見方を保持することの難しさを痛感してきた。体の病に心が影響することを認めることとさえ簡単なことではないのに、魂の揺れというような考えを理解してもらえるだろうか。そもそも、魂をどうとらえればよいのだろうか。

河合隼雄(一九八六)は、ヒルマンの言葉(Hillman, 1983)を引用しつつ、たましいについて慎重に論じた。すなわち、「たましいという言葉によって、私はまずひとつの実体《サブスタンス》ではなく、ある展望《パースペクティブ》、つまり、ものごと自身ではなく物事に対する見方、を意味」しており、それによって「意味」が可能になり、「事象」を人間の「経験」に変え、愛においてコミュニケートされる。ボスナックも、後で紹介するカーニィも、このヒルマンの考えを踏まえてそれぞれの考え方を展開している。筆者自身も、「魂」というとき、このヒルマンの考えを出発点としたい。（河合はヒルマンの考えに則ったものであることを示すためにあえてひらがなで「たましい」と綴っているが、冒頭で紹介したボスナックの論文では「魂震」と漢字の「魂」が当てられている。本稿ではボスナックを下敷きとしているため漢字を使用しているが、いずれもヒルマンを踏まえているものであり河合の論考とも同一線上にあることを断わっておきたい）。

金田さんの混乱を「せん妄」と捉えるのは、外からの見方であり、医学的には薬物療法を考慮する根拠とはなるが、混乱に至る一連の流れの意味を汲むことも、それを意味ある「経験」に変えることもできなくなる。病名を知ってしまって存在基盤を根底から覆されるような激震を体験しておられるのだと受け取ることで、混乱状態にある金田さんがおられる地平まで下りていくことが可能となる。たとえ意識的には「箱か何かに閉じ込められて、私の言っていることが届かない」と感じておられても、われわれがそのことを察しながらそばにいることが、激震の最中にいる方々に対してできることではないかと思う。そういう意味で、せん妄と捉えるだけでは不十分であり、「魂」の激しい揺れを体験しておられると捉えることが必要なのだと考える。語りベースの実践の出発点として、一言の言葉が「魂」の深部を揺さぶるような烈しい力を持っていることの重要性を強調しておきたい。

6　ソウル・ペイン

ホスピスの創始者シシリー・ソンダーズのもとで学び、ホスピス医として長年務めると同時にボスナックやその共同研究者ジル・フィッシャーのもとでトレーニングを受けたマイケル・カーニィも、やはりヒルマンやボスナックの影響を強く受けている。そのカーニィが、ソウル・ペイン soul pain、「魂の痛み」という概念を提唱している（Kearney, 1996）。緩和医療の領域に関心のある人ならだれでもスピリチュアル・ペインとかスピリチュアル・ケアといった言葉を一度は聞いたことがあると思われるが、ソウル・ペインという言葉を聞かれた方はほとんどいないのではないだろうか。

カーニィによると、ソウル・ペインとは、死が近づいたときに経験される特殊なタイプの苦痛を描写するもので、自我が表層の心に完全に同一化してしまって、深みへ下降することに抵抗するときに生じる症状である。この観点は、金田さんの経過に新たな光を当ててくれる。振り返ってみると、九月十八日、まだ病名のことが明らかになる前に、彼女は「先生、私の病気はがんじゃないですか？　ここに私の病名を書いて」と尋ねている。彼女の魂は、すでに自分ががんであることを勘づき始めていた。しかし筆者は病名を告げることはしなかった。がんではないかと感づいている深みの魂と、そうではないと否定をしている表層の心とに亀裂が入り始めていたのだ。そういう状況で彼女は、（表層意識から見れば）偶然に、あるいは（深い魂の目から見れば）必然の流れとして、自分の病名を知るところとなり、表層の心と深みの魂とを貫く深い亀裂が入った。その結果生じたのが魂の激震であり、魂の痛みであった。言い換えれば、表層と深層で異なる二つのストーリーが抱かれていたところに、病名を知ることで、ショート（短絡）が生じたと捉えることができるのではないかと思う。

このような状況でわれわれはどうすればよいのだろうか。河合（一九九五）は、「心の傷をいわば「入口」として、心の深みが探究され、心が全体としてうまく収まってくる」ことの大切さを強調しているが、その過程には「苦しみ」が伴うと述べている。これはカーニィのソウル・ペインと軌を一にするものであろう。――「心理療法家などという人が、何とか「収める」ように努力するのではない。むしろ悩む人の心の自由な働きを尊重して待っているとき、その人の心自身が「収まる」道を見出していく」。

金田さんの場合、筆者だけでなく、ご家族、親族が交代で付き添い、見守りながら、まさに「収まる」のを待っていた感じであった。金田さんがこちらの世界に無事帰還されたあとは、金田さんの治療は順調に進み、「白血病から治癒される」という強い期待とも確信ともつかないような思いが筆者のなかには残った。そして、治療はその後順調に進み、白血病から回復されたのである。せん妄という概念ではこの意義深い体験の価値を拾い上げることはできない。魂の地震、魂が揺さぶられる体験と捉えるのが筆者には一番ぴったりくるのである。

文献

- Bosnak, R. (1989, 1997) Christopher's Dream. Delta.　岸本寛史訳（二〇〇三）『クリストファーの夢』創元社
- R・ボスナック（一九九五）「魂震　彼方より」河合隼雄・日本心理臨床学会・日本臨床心理士会『心を蘇らせる』講談社
- Hillman, J. (1983) Archetypal Psychology. Spring Publications.　河合俊雄訳（一九九三）『元型的心理学』青土社
- 河合隼雄（一九八六）『宗教と科学の接点』岩波書店
- 河合隼雄（一九九五）「心の癒しとしての災害アフターケア」河合隼雄・日本心理臨床学会・日本臨床心理士会『心を蘇らせる』講談社
- Kearney, M. (1996) Mortally Wounded. Marino.
- 岸本寛史（一九九九）『癌と心理療法』誠信書房
- 岸本寛史（二〇〇三）『緩和のこころ』誠信書房
- 斎藤清二（二〇〇三）「対話分析」斎藤清二・岸本寛史『ナラティブ・ベイスト・メディスンの実践』金剛出版
- Solms, M., Turnbull, O. (2002) The Brain and the Inner World. Karnac Books.　平尾和之訳（二〇〇七）『脳と心的世界』星和書店

第8章　「病うこと」と幸福感

1 やまふこと

緩和ケアにおいて、痛みについて論じられることは多いが、幸福感について論じられることは少ない。緩和ケアの基盤にある物語のひとつは「症状を取り除くこと」であるが、症状を取り除けば幸福になるかといえば、それほど単純な話ではない。幸福感を「苦痛のない状態」として消極的に捉えるだけでは不十分であり、幸福感そのものについて考えておく必要がある。そこで、本章ではこの幸福感をテーマとして取り上げてみようと思う。

本章のもととなっている論文は、「「病うこと」と幸福感」というタイトルで執筆依頼を受けて書かれたものである。その際、病うことという耳慣れない言葉について考えた。「病う」は「うれう」と読める。「やまひ」(病)はもともと「やまふ」(病まふ)の名詞形であるから、「やまうこと」とはすなわち「やまひ」(病)に他ならない。だから、「病と幸福感」というタイトルでもよいと思われるが、そこを敢えて「病うこと」とされたことの意味について考えてみると、まず、山中(山中・岸本、二〇一一)が「人間という特殊な生き物を捉えるとき」に大切なのは、「「もの」や「かたち」に残らないところ」、「もの」と「こと」でいえば、「「こと」の部分にとても大事なものがある」と述べているのが想起される。筆者なりに解釈すると、「病うこと」という場合、医療人類学で区別されるような、客観的な概念としての「疾患disease」や主観的な体験としての「病い illness」のいずれとも異なる、主客が明確に分かれていないような事態(もしくはそのプロセス)が視野に入ってくるように思う。このような考えを出発点として「病うこと」について論じようとするなら、対象から距離を置いて外から客観的に述べたり、その反対に対象に同一化して患者の主観的な物語を述べたりするのではなく、「やまふ」というプロセスに（筆者自身も）参入しながら、そのなかで見えてくることを問題とする必要があるということになろう。

そこで本章でも、事例に添って、語りベースのスタイルで論じることにしたい。それによって、治療者と患者の相互作用も視野に入れた形で考察することが可能になると筆者は考えるからである（岸本、一九九九）。

2　幸福感

事例に入る前に、頂いたタイトルのもうひとつのキーワードである幸福感についても少し触れておきたい。幸福感は医療においては正面から論じられることは少ないテーマのように思われるからである。「健康」は、治療の目標として、あるいは疾病予防の観点からは維持すべき状態として、論じられることはあっても、「健康とは何か」というような、本質に迫る議論は、医学研究においても実際に臨床に携わる医療者のあいだでも、少ないように思われる。まして幸福感となるとその印象が強くなる。筆者はがん患者の心理的な援助を大きなテーマとしているので、試しにPubMedという医学文献データベースでcancerとhappinessを検索語句として検索してみたが、わずかに一〇八本の論文がヒットするのみで、その大半が幸福感をテーマとした論文とは言い難いものであった。幸福感は現代医学の盲点となっているのではないだろうか。

裏を返せば、現代医学の主な関心は、病因の同定と病態の解明に注がれているということである。そして、「治療とは病因を取り除くことである」という治療観が臨床の土台となっているように思われる。医学部で、発病のメカニズムについては臓器レベル、細胞レベルから分子レベルに至るまで非常に詳しく教えるのに対して、回復過程や治療学に割かれる時間が圧倒的に少ないのも、回復に独自の論理があるという認識が薄いためであろう。しかし、「病気の原因が明らかになれば、その治療法を明らかにすることができる」というのは素朴な発想である。たとえ病気の原因がわかったとしても、病気から回復する道筋が明らかになるとは限らない。臨床場面においては、病気の原因を明らかにしようとする姿勢が回復を妨げてしまうということさえある。「発病の論理」と「回復の論理」は異なるという認識を出発点として、中井（一九七四）は統合失調症の「寛解過程」を明らかにした。回復のプロセスを丁寧に記述してその特徴を見いだそうと意識的に取り組まないかぎり見えてこない「回復の論理」もあるのである。中井による統合失調症の寛解過程における「臨界期」の発見は、その大きな成果のひとつであろう。

もう少し広い枠組みで「回復の論理」に焦点を当てているのが健康生成論である（Shüffel, 1998/2004）。健康生成論は、その名が示すとおり、「健康」をそのパラダイムの中心に据えている。提唱者のアントノフスキは医療者ではなく社会学者だが、ドイツの心身医学においては重要な潮流のひとつとなりつつあるという。健康生成論における重要な概念のひとつに、コヒアレンス感 sense of coherence（ＳＯＣ）がある。ＳＯＣは、アントノフスキが、健康人の特徴から共通点を引き出し、内的環境と外的環境の健康生成的リソースを詳細に記述しようと試みた結果、定式化されたもので、理解可能性 comprehensibility、対処可能性 manageability、有意義性 meaningfulness の三つの要素から成るとされる。ＳＯＣは「おそらく若いときに生じ、人生を通して健康生成的に働くひとつの人生態度である」とされている。

筆者には、ＳＯＣは幸福感に一歩近づくことのできる概念のように思われるが、それでも幸福感を論じるにはその距離は遠いように思われる。いずれにせよ、現代医学の枠組みのなかで幸福感について考えることにはかなりの無理があるということになる。それが、本書で語りベースの事例研究に依拠しようとするもうひとつの理由である。

3　桜木妙子さんのこと

本章のもととなっている論文の依頼を頂いたときに、そのタイトルから最初に浮かんできたのが、桜木さん〔四十代女性、仮名〕のことであった。桜木さんについては、十年以上前に拙著で既に述べている（岸本、一九九九）が、幸福感というテーマで筆者が想起したのは、前著には記していない、もっと後の経過のことである。ここでは、改めて全体の経過を示しながら考えてみたい。

(1) とにかく早く帰りたい

当時の筆者は、白血病や悪性リンパ腫といった血液系のがん治療に携わっていた。桜木さんは、一ヵ月くらい前から、午後になると発熱がみられ、動悸、息切れ、全身倦怠感が続くため近医を受診した。検査の結果、白血病の疑いがあるとのことで紹介されてきた。満床のため、外来で抗生剤の投与と検査を進め、十一月八日にようやく入院となった。家族歴としては、父は高血圧があるが健在。母は既に亡くなられていた。成人した娘と息子がおり、息子が同居していた。中肉中背。話し方は優しく、和やかだが、なぜか、我慢強い、芯が強いという印象を受けた。

入院後は肺炎の治療をおこないつつ、骨髄の精査を進める。入院五日目〔十一月十二日〕には、熱も下がってきて、だいぶん元気になってきたとのこと。枕元に飾ってあるカレンダーの絵が目に留まったので尋ねると、「うちの社長がヨーロッパに行って来て、あまり有名ではないけれどいい絵を集めてきて、カレンダーを作っている。去年はシャガールだった。絵を見るのは好き」と言われる。

十一月十六日　肺炎は軽快し、体調も良くなられたので、早く退院したいと繰り返し訴えられる。理由を問うと、父の世話と仕事があるので、とのこと。肺炎は収まったが、慢性骨髄性白血病（ＣＭＬ）が強く疑われるため、抗がん剤治療が必要と説得して治療を開始する。

十一月二十三日　この日より化学療法（抗がん剤治療）を開始。吐気は十二月下旬頃まで持続。新年が近づくにつれ、お正月は外泊でいいから家に帰りたいと繰り返し訴えられるようになるが、その背後にどんな思いがあるのかまでは分からなかった。化学療法がうまく効き、希望通り正月は無事家で過ごすことができた。

一月四日　本人とご家族に病状と今後の治療予定についてお話しする。ＣＭＬに特異的な染色体異常は検出されないものの、骨髄の状態や臨床所見はＣＭＬと同じと考えられること、病勢はやや強く、ＣＭＬの治療では抑えがきかず、急性白血病の治療が奏功したこと、今後も治療の継続が必要であることを説明し、納得される。

一月八日　化学療法が始まる。「熱もなく調子はいい。出来れば今回の治療が終わったら家に帰りたい。私の父は他の人に任せられるような人ではないので、今は娘が見てくれているけど、とにかく早く帰りたい。抗がん剤で髪の毛が抜けるのが心配。そんなだったら仕事に行けなくなっちゃう」。相変わらず家と仕事のことが気になる様子。

一月二十四日「会社のなかでは、上司から女の子のリーダー役としての目で見られていたから、疲れていたことは確か。病名が白血病と診断つけば仕事をあきらめることが出来るんだけど……」。私はこれまで、ＣＭＬに特徴的な染色体異常は認められないとはいえ、病気の性質はＣＭＬと同じであると強調してきたつもりであった。しかし、本人はＣＭＬではないと受け取っておられることがわかり、認識にずれがあると気付く。しかし、今はそれを指摘する時期ではないとも感じ、特に指摘はしないでおく。化学療法が奏功して小康状態を得る。桜木さんはともかく一度退院したいと強く希望されるので、外来では弱い治療を、二ヵ月に一回は入院して強い治療をおこなうという方針とし、二月七日に退院となる。

(2) 顔は歪み、歩くこともできなくなる

ところが、三月七日に左顔面神経麻痺を発症して受診され、そのまま入院となる。精査の結果、脳に転移が認められ、脳脊髄液内へ直接抗がん剤を投与する髄注という治療と放射線療法を開始する。ご本人は「私の顔は元に戻る？　頭にも腫瘍があるとのことだけれど、これはがんなの？　白血病ではないと聞いていたけれど……」と不安げな表情。私は、細胞の性質はＣＭＬと同じであることを改めて説明し、これからは治療に専念して、しっかり治しましょうと諭す。ご本人も、これじゃあ仕事どころではないから、と納得される。

　ＣＭＬが腫瘤形成をきたした場合、命にかかわる事態になる可能性が極めて高く、最善の治療は骨髄移植であると判断される状況になった。ご主人に状況を説明し、すぐに本人の兄弟に連絡をとってもらい、移植の準備を進める。

三月十一日　下肢の疼痛が増強して除痛には麻薬系鎮痛薬を要し、また、右足先の知覚も低下して、歩行不能となる。ＭＲＩ検査にて脊髄下部の馬尾という場所にも腫瘤があることが判明。放射線治療を追加。

三月二十日　この頃には顔面神経麻痺はほぼ元に戻り、調子も上向きとなる。

三月二十六日　この日は自発的に夢の話をされる。「二人部屋にいるとき、結構夢を見た。すごくカラフルな夢。赤なら赤だけが画面一杯に広がる。私は違う世界に来ちゃったかしらと思ったりする。赤い注射をやるから赤くなっちゃったのかなとか、変なことを考える。また別の夢では、人と話していると窓の外で沢山の人が舞って、どんどん上がっていく夢とか。私は下にいて、上がって行くのはぜんぜん知らない人」。

治療が奏功して疼痛が著明に改善し、四月中旬には歩けるところまで回復される。調子がよくなって来たのでバウムテストに誘うと、絵は描けないけどその代わりにと、数日後に、見事なちぎり絵を頂いて、とても嬉しかった。好きな南禅寺の三門の風景で、手前には黒い三門がどっしりと構えているが、その向こうに桜の木が見えるという構図であった。

五月に入り、今度は第四肋間胸骨右縁に腫瘤形成が認められる。五月八日の胸部ＣＴにて傍胸骨腫瘤と癌性胸膜炎の所見が確認され、治療を極めて強力な抗がん剤治療に変更する。

五月十一日　本人とご主人に、「三月頃から次々と腫瘤が形成されており、モグラたたきのような状態。それだけ病気の進行が加速しているということで、近いうちに手がつけられなくなる可能性がある。幸い、弟さんとは白血球の型が一致しており、移植が可能であることがわかった。病気の進行が速くてあまり待てないので、六月下旬に移植の予定を組みたい」と伝える。桜木さんもよく納得され、移植に向けて頑張ると言われる。

(3) 実家の風景

六月二十七日に予定通り骨髄移植がなされ、順調に経過する。

七月七日　移植された白血球はまだ増えておらず、無菌室で話を伺う。話の流れから夢について問うと、「忘れてしまった。でも昔から何回も繰り返して見る夢がある。何かに追いかけられている夢。なんとかして逃げて、やっとのことで逃げ込んだのが押し入れ。押し入れに入ると安心するんだよね」〈押し入れに何か思い出でもある？〉「うーん」〈そういえば、『おしいれのぼうけん』（古田、一九七四）という絵本がありますね。お母さんに怒られて、押し入れに入ってうとうとするうちにいろんな冒険をする。目があいて押し入れから出るとそこには夕飯がおいてあるというお話〉「いいよね、そういうの。私はね、小さいころはおてんばで、やられたら必ずやり返すというタチだった。小さいときはいじめられても、上級生が守ってくれたりして、だから私も上級生になったときは下の子がいじめられたらすぐに、何してんの、とか言ってかばってあげた。昔はよかったよね。私は生理がきて変わった。さらに仕事について変わって、今の自分がある。息子は……今は私の仕事を手伝ってくれている」。その後も回復は順調であった。

七月二十二日　この日は私に時間の余裕があったので、風景構成法に誘い、その場で描いてもらう。「人は洗濯をしている。動物？　人間も動物だよね。……動物はやっぱり描けない。人間を描くよ。……植物は雑草。名もない草花。名もない〇〇というのが好き。木も「名もない実のなる木」。石は〔道の時に既に描かれてた〕石垣ではだめ？」〈いいですよ〉「木はね、どっしりと根を張っていて、実がなっている。最初から何と何を、と言われていたら母の実家の風景を描いたかもしれない。梨の木に登ったり、木にクモの巣を巻き付けて蟬をとったり。今の子供はそうやって遊ぶことが出来ないからかわいそう」。

七月二十四日　「病気になって、人に優しくすることが出来るようになった。今までは仕事が一番。自分のことしか見えていなかった」と語り始められ、ご両親のこと、幼少時のこと、ご自身が親になってからのことなど、尋常ではない大変な人生を送ってこられたことを、淡々と語られた。弟の嫁が長男の嫁になるので、父の世話を手伝ってもらってもよいのだが、阪井〔桜木さんの実家、仮名〕の家に来た嫁が二人とも〔桜木さんの母と祖母〕尋常ではない死に方をしたので、あまり家に入れたくない、とのことだった。

そして最後に、子育てについてもいろいろと大変だった事情を述べられた後、「私が親にかまってもらえなかったということもあるけど、自分が親になって結局、同じことをしてたんだよね」と、自分に言い聞かせるように結ばれた。私は圧倒される思いでこれらの話を聞いていた。「早く退院したい、父の世話があるから」とあれほど繰り返し言っておられたその理由が初めてわかり、そんな彼女の気持ちも知らずに、病気の受け入れが悪いとさえ思っていた自分を恥ずかしく思った。本当にわかっていないのは私のほうだった。

八月二日　心窩部痛と吐き気、肝障害が増強。ＧＶＨＤ〔移植されたドナーの白血球による免疫反応が強く起こり、肝障害、消化器症状を来す病気〕の診断で免疫抑制剤を増量する。これにより腹痛、下痢、吐き気は改善。肝機能も九月に入って徐々に安定化した。

(4) 雪解け

九月三十日（自発的に）木の絵を描いたと渡してくださる。同じ構図の木の絵が二つ左右に並べられ、左は秋の紅葉、右は冬のイメージに色が塗られている。「今日はすごく気分がいいから、描いてみた。旅行雑誌に載っていたのを写したんだけど、思いどおりの色がなくて、思ったよりうまく描けなかった。秋と冬。この前、南禅寺は春だったから。冬だけど雪が解けてきて、木ももう少しで新芽が出てくるかなって感じ」。

回復は順調であった。ところが、退院が見えてきた矢先、十月十六日に胸骨左縁に腫瘤形成が認められる。精査により骨髄移植後の再発であることが判明。一般には骨髄移植後の再発は、治療成績も極めて悪く、絶望的である。骨髄には再発の所見がない局所再発であることと、ＣＭＬの骨髄移植後の再発にドナーリンパ球輸注という治療が有効であるという報告が出始めており、これらに望みをつないで、放射線治療とドナーリンパ球輸注をおこなった。

十一月九日　市内の百貨店でおこなわれていた展覧会を見て、私は桜木さんのことを思い、その画集を購入して手渡した。「へェー、少し変わった絵を描くんだね」と興味深そうに眺めながら、「私、こういうのすごく好き。中学のとき、美術の授業で、おまえは一人だけずれた絵を描くと言われた。「私のセンスはどこかみんなと変わったところがあるんだ」と、そのとき気がついた。でも、こういう絵を見るとすごくわかる。私の感覚に通じるものがある。この人はどこか体が不自由なのではない？」と言われた。その直感のとおり、右脳の機能がほとんどない方の絵であった。

十一月十二日　ドナーリンパ球輸注後、再発の兆候は見られない。「画集はすごくよかった。桜の木を描いた「花とあそぶ」は、やさしそうでいいよね。アジサイの花も気に入った。「赤い手」とかもすごいよね。この前も言ったけど、私の感覚は少しずれてる、と言われたけど、この人の絵はすごくわかる。普通に描かれているようで、何げなく見ると見落とされているものがきちんと描いてある」。

十二月四日　病状が安定し、退院となる。入院生活を振り返りながら、こう語られた。「いろいろ大変だったけど、私一人に病気が集中してくれてよかったと思う。今までは仕事一筋だったけど、……これからは、自分のことをしっかり考えて落ち着いて治して行きたい。壮大な夢があるんだ。近々息子の手が離れたら、家を建て替えようと思っている。今の家は地盤が緩んで傾いている。それで、地盤の工事をして、基礎をしっかり固めて家を建てたい。……おじいちゃんは、すぐ下の弟が見てくれることになった。私は自分のことで手一杯だから、病気が落ち着くまでは任せようかと思っている」。

こうして無事、退院された。

(5) 手紙

退院後の経過は順調であった。私は桜木さんが退院された翌年〔甲年〕の四月に転勤となったが、桜木さんから折に触れて手紙をいただいた。そのいくつかを紹介したい。

一年半、私の体と付き合ってくれてありがとうございます。病気とは縁のなかった私が、今まで知らなかった世界を見せてもらった気がします。色々な事を知りました。特に〝やさしさ〟は元気に回復する

ための特効薬でした。〔甲年三月〕

先生お元気ですか。私は主人に身延山のしだれ桜見物に連れて行ってもらいました。……お風呂場で足を滑らし左手甲の骨を折ってしまい、今ちょっと不自由ですが焦らずゆっくり治すつもりでいます。相変わらずそそっかしいね、お母さんは、と息子や娘に言われてしまい、そそっかしい性格は変わっていないなと思っています。〔甲年五月〕

喪中のため新年のご挨拶は失礼させていただきます。(頑固で意地悪な父でしたが、亡くなる一週間はとても優しくて別人のようでした。自分の寿命がそれとなくわかり、最後に一花咲かせたんでしょうね)。〔甲年十二月〕

暑中お見舞い申し上げます。……七月下旬に主人と二人で中伊豆湯が島の落合楼にやっと連れて行ってもらいました。創業が明治十四年で百三十年位になるそうです。一番古い本館に泊まれて素朴な自然と昔からの庭・家屋は最高でした。猫越川と本谷川が合流して狩野川になるのですが、ちょうど落合楼の回廊の真下になるのです。右と左の川の様が全然違って最高でした。古い物の良さがいいなーと思うようになったということは年寄りになったってことかな。落合楼の名付け親は山岡鉄舟・北原白秋で、長期間滞在し多くの作品を残されたと聞きました。少し上流には出会橋(男橋と女橋)があり、TVのドラマなどに利用されているそうです。……〔甲十一年八月〕

4　苦しみの窮まるところ

退院されてから折に触れていただいた手紙は、（上記の引用では細部を省略しているので伝わりにくいかもしれないが）桜木さんが感じておられる幸福感が随所に滲み出ていた。手紙をいただいた私までも幸福感を覚える、そんな手紙であった。ご主人と一緒にいかれた旅行先から手紙や絵葉書を送っていただくということも一度や二度ではなかったが、それらの手紙にも本当に幸せな様子が伝わってきて、素直に嬉しかった。

幸福感という観点から桜木さんの経過を振り返ってみると、身体面に限っても、白血病になってから骨髄移植を受けて退院されるまでのあいだ、幸福というよりは苦しみの連続だったように思う。ＣＭＬは急性転化一歩手前の状態で、一時は歩けなくなるなど転移が次々と生じ、モグラたたきのような状態で、かなり厳しい病状であった。何とか骨髄移植にこぎつけたものの、移植後に再発したときはそれまで以上に厳しい覚悟が必要な状況であった。一縷の望みをかけておこなったドナーリンパ球輸注が奏功し、退院までこぎつけたときには、再発しないことを祈るのみという心境であった。このように、最初に入院されてから退院されるまでのあいだ、私の視界に幸福感というテーマは全く入ってこなかった。

このような病状の経過に伴う苦しみに加えて、桜木さんの場合、ご両親のこと、仕事のこと、子どもさんのことなどが複雑に絡み合って、その苦しみは計り知れないほどに思われた。そういった背景も知らずに病気の治療だけにのみ目を向けていると、「執拗に退院を訴える病気の受け入れが悪い患者」といった目で見てしまうことになりかねない。桜木さんとの出会いを通して、私自身が桜木さんを見る目、ひいては患者を見る目が変わることになった。それ以来、私は今後「受け入れが悪い患者」という言葉は使うまいと思った。

『作庭記』〔一〇四〇年頃〕に、「そ乃家乃あるじ疫気悪瘡乃やまひなくして身心安楽壽命長遠なるべしといへり」とあるように、病のないところに「身心安楽壽命長遠」という幸福があると考えるのが普通であろう。しかし、このようなシンプルな「幸福」観では、病を患っている患者の幸福は最初から難しい話ということになる。桜木さんとの経過を振り返ると、苦しみを取り除くことではなく、苦しみの窮まるところに幸福感は訪れる、と教えられたように思う。さまざまな患者との出会いを振り返って、筆者に幸福感を伝えてくれた人のことを思い浮かべてみると、抱えている問題も、一人ひとりの背景も、その受け止め方も、さまざまであったが、苦しみを通らずしてその心境に至ったものは一人としておられなかったと思う。そして、そのプロセスに筆者なりに参与していたからこそ、幸福感を共有させてもらうことが可能となったのだと感じる。医療者の側からすれば、「幸福感」を目標や目的に設定するのではなく、苦しみを共にするということをひたすらおこなっていくことが、逆説的ながら、病うことと「幸福感」をつなぐ道になるのではないだろうか。

ほんとうは、ここで本稿を締めくくれば、論旨としてはすっきりするのだが、実際にはそう単純ではなかった。退院されて三年〔甲+三年〕を過ぎた頃から、桜木さんからの手紙が届かなくなった。便りのない知らせはよい知らせと思いたかったが、気になっていた。甲+四年に思いがけず、筆者は前に勤務していた病院（桜木さんの治療をした病院）にまた戻ることになった。今度は血液内科ではなく、心療内科と緩和ケア病棟の担当であった。そして甲+五年のある日、私は、車いすに乗った桜木さんと、病院のなかの廊下で偶然出会った。神経内科に入院されるところであった。彼女はにこにこして、つらいところはなさそうであったが、問いかけても要領を得ず、私のことはわからないようであった。私は何とも言えない複雑な気持ちであった。

精査の結果、放射線治療と抗がん剤治療の晩発性副作用による白質脳症と診断された。その後、うとうとすることが増え、呼び掛けても反応がなくなり、間もなく、昼も夜もすやすやと眠っておられるような状態になった。ちょうど、森岡（二〇〇三）が『無痛文明論』の冒頭で、苦しみと辛さのない状態の典型として紹介しているような状況であった。森岡は、このような植物状態を理想としているかのような医学の姿勢を、快を求め苦を避ける現代文明が行き着く果ての悪夢と否定的に捉え、「無痛文明」の病理を分析していくのであるが、筆者は、桜木さんの姿をみるにつけ、桜木さんはこの世の苦楽・幸不幸を超越した境地に至られたのではないかという思いが込み上げてくる。そして同時に、桜木さんがちぎり絵で作ってくださった南禅寺の三門の向こうに見える桜の木、父親が亡くなったとき「最後に一花咲かせたんでしょうね」と書いて寄こされた言葉も彷彿とする。このような状況になると、何を以て幸福とするかは人智を超えている、といわざるを得ないように思えてくる。

文献

・古田足日（一九七四）『おしいれのぼうけん』童心社
・岸本寛史（一九九九）『癌と心理療法』誠信書房
・森岡正博（二〇〇三）『無痛文明論』トランスビュー
・中井久夫（一九七四）「精神分裂病状態からの寛解過程」宮本忠雄編『分裂病の精神病理２』東大出版会
・Shüffel, W. et al eds. (1998) Handbuch der Saltogenese: Konzept und Praxis. Ullstein Medical Verlagsgesellschaft. 橋爪誠訳（二〇〇四）『健康生成論の理論と実際』三輪書店
・山中康裕・岸本寛史（二〇一一）『コッホの「バウムテスト［第三版］」を読む』創元社

第9章　死の臨床と罪悪感

1　罪と罪悪感

がんの方々と接していると、罪悪感にまつわる話を伺うことが少なからずある。たとえば、白血病だとわかったとき、あるいは肺がんだと診断されたときに、自分は何か悪いことをしたわけではないのにどうしてこんな病気になってしまったんだろう、と問いかけられることがよくある。逆に、今まで好きなように生きてきましたからこれも当然の報いだと思います、とそのまま病気を受け入れて、口数も少ないまま静かに最期を迎えられる方もある。医学的に、何か罪を犯したからがんになるということが示されているわけではない。しかしながら、このような話を聞くにつけ、がんになったり死が迫ってきたりするときに罪悪感にまつわる話が語られるという事実は、少なくとも心理学的には何か意味があるのではないかと思われる。本章では、なぜ、がんと診断されたり死が迫ってきたりしたときに罪悪感がテーマとなるのか、という疑問について、筆者なりにその答えの手がかりを探ってみたいと思う。

論を進めるにあたって、罪と罪悪感の違いについて触れておく。罪とは社会的に規定されるものであり、何が罪とされるかを検討することでその社会の心理的特性を明らかにすることができる。たとえば、日本の中世において盗みは死罪に値する罪とされた（笠松、一九八三）。当時多くの国で盗犯に対する賠償制が発達し、賠償不可能な「重大な盗み」に対して初めて実刑がおこなわれていた実情を鑑みると、たとえごく僅かな額の盗みであっても死刑によって処すると定めた日本中世の法思想は極めて独特なものであった。その背景には、わが国の中世において、「もの」には他の「もの」によっては代替不可能な魂が込められているという観念が広く浸透していたという事情がある。それゆえ、「もの」を盗ることはその魂を奪うことと等しく、「盗み」は「もの」の弁済によっては償うことのできない重大な罪であると定められたのである（笠松、同前）。このように、何を罪とするかを吟味することによりその社会あるいは個人の心性を分析することは可能である。このこと自体興味深いテーマだが、本稿の射程を超えるのでこれ以上は触れない。

ここで論じようとするのは、罪ではなく、罪意識、罪悪感である。罪を犯したとしてもそれを悪いと感じることがなければ罪悪感は生じない。逆に罪を犯さなくとも罪悪感は生じる。したがって罪は社会的に規定されるのに対して、罪悪感は極めて心理学的な現象である。そしてそれは、個人の内面の形成と密接にかかわっている。本章では、ひとつの小説を取り上げて、それをもとに特に死が意識されたときの罪悪感がもつ意味について考えてみたい。小説はプロット（筋書き）の宝庫である。聞き手のなかにさまざまなプロットがあるほうが、ひとつの筋書きに縛られることなく話を聞くことができる。ナラティブ・ベイスト・メディスンにおいて、文学作品が重視されるのにも十分な理由があるのである。ただし、物語を取り上げて論じるとはいえ、以下の論考は、筆者の臨床経験を踏まえての考察と受け取っていただきたい。

2　むじな長屋

本稿で取り上げる物語は、山本周五郎の『赤ひげ診療譚』のなかにある「むじな長屋」である（山本、一九六四）。題名にある「赤ひげ」とは小石川養生所の医師、新出《にいで》去定《きょじょう》のことだが、物語は彼のところに見習い勤務を命ぜられた若き医師保本《やすもと》登の視点から書かれている。その保本が、新出に言われてむじな長屋の佐八を見に行くと、少し前に佐八が吐血したばかりであった。保本が到着したときには、少し落ち着いて、うとうとと休んでいるという状況だったが。佐八は胸を患っていて、もうかなり厳しい状態であった。診断は労咳、今でいう結核である。この佐八は、長屋の主、治兵衛によると「神か仏の生まれ変わりのような男だった」とのことで、治兵衛は佐八を何とか助けたいと保本に言う。というのも、佐八は稼いだものを惜しげもなく人に遣り、酒もタバコもやらず、食うものさえ詰められるだけ詰め、そうして余しただけを全部、隣近所の困っている家族に貢いでいたからである。主は「ほどほどにしろ、自分が病んで倒れるまで人にしてやる馬鹿があるか、ほどということを考えろ」と怒鳴ったほどだった。佐八はそれでも、相変わらず人に貢いでいたという。さらに治兵衛が彼の容態を心配して差し入れていた米も魚や鳥や卵や、おまけに薬まで、人にやっていたのである。

その後まもなく、そんな佐八の容態も厳しくなり、時々「おなか、どうしてきたんだ」とか「もうすぐ俺もいく」「いけない、その子はいけない」などうわごとを言うようになってきた。そんなとき、裏の崖崩れの跡から、蒲団に包まれた若い女の死体が出てきて、その騒ぎがうなされている佐八の耳にも届く。その後容態は少し落ち着き、佐八は保本に話があるといい、「皆さんは何にも知らないから、私のことを褒めたりするんです。本当のことを知ったら、私がどんな人でなしかということを知ったら、みんなは唾もひっかけやしないでしょう」と前置きして、女房のおなかとのことを語る。

佐八はおなかと出会ってからおなかのことが忘れられず、向こう十年の年期で女中奉公をしているおなかのために精一杯稼ぎ、年期が明けてから夫婦になった。ところが、丙午の年に火事になり、家も焼け、おなかを捜し歩いたが見つからなかった。まさか焼け死ぬようなことはないだろうと必死で探したが、見つからず、死んだものとあきらめ、むじな長屋に移り住み、一人暮らしを続けた。

そうして二年が過ぎた頃、浅草寺で偶然おなかとであった。おなかは赤子を背負っていた。少し言葉を交わして、蕎麦屋に入った。佐八は胸がえぐられるような、いじらしく哀れな気持ちで、少し言葉を交わして、それで別れた。それから数日、佐八は仕事も手につかないような状態だったが、ある日の夕方、おなかが長屋にひとりで訪ねてきた。おなかは泣きながらこれまでのことを詫び、実は約束した人があったこと、その人に恩義は感じていたがその人の妻になることには実感が持てないでいたときに佐八と出会い、佐八と一緒になろうと決めたこと、火事のときに、罰が当たるに違いないと考えて、家に戻り、親の言うままに約束の人と夫婦になったことを打ち明けた。そして佐八に抱いてとせまって、佐八が抱き寄せたときにおなかは自分の胸を匕首で一突きしてそのまま息絶えた。

「この裏で掘り出されたのがおなかです。崖崩れがある前にはあそこが私の仕事場でした。私は仕事場の下におなかを埋めて、ずっと一緒に暮らしてきたのです」と佐八は言った。近所の人たちにしたことはおなかに対する供養の気持ちであり、決して感謝されたり褒められたりするいわれはない、自分はおなかを殺したも同然であり、いつかはこの事実が暴かれるときが来るだろう、それまではおなかへの供養と自分の罪滅ぼしのために、少しでも人の役に立ってゆきたいと思ったのだという。「どうか差配のところへ行って、そう仰ってください。その骨はおなかで、私が埋めたものだって、――余計な手数が省けますからね」。この話はそう締めくくられている。

3　おなかにとっての罪意識

「むじな長屋」の話のなかでは、おなかと佐八と保本がそれぞれ罪悪感を抱いており、その在り方が対照的なので、一人ずつ順次検討することとする。

まず、おなかについてみてみよう。おなかは、両親の決めた人と一緒にならず、佐八といっしょになったことに対して、罪の感情を漠然と意識していた。おなかがここで罪悪感を感じたということは、別の観点からみるなら、それまでの価値観とは異なる新たな価値観に基づく意識体系が芽生えていることを意味する。もともと自分自身で物事を決めていくことをよしとする生き方をしていたのであれば、両親の決めた相手ではなく自分が好きな人と結婚したとしても罪意識を感じることはないだろう。それまで、親の敷いたレールに乗るような生き方をよしとしていたからこそ、両親の決めた相手ではなく自分が好きになった人と一緒になることを罪と感じるのである。両親の意思を優先する生き方から自分の意思を優先させる生き方へと変わる過程で、両親に対して申し訳ないという罪の意識が生じた。したがって、罪意識の発生は、それまでの意識の在り方とは異なる新しい意識の芽生えと関連しているといえる。と同時に、それまでの生き方、価値観を殺す必要が出てくるわけで、ここに死との近接性も出てくる。

おなかが感じていた罪意識は、火事が起こるまでは漠然としたものであった。火事が起こったときに、「罰が当たるに違いない」という考えがひらめくが、このとき先の罪意識が明確に自覚され、岐路に立たされることになった。自分の意思を優先する新しい生き方を続けるか、親の意思を優先する以前の生き方に戻るか。後者はこの物語と舞台となっている江戸時代の日本において社会的に好ましいとされた生き方であったがために、その拘束力も強力であったことは容易に察せられる。

おなかは「罰が当たるに違いない」と考えて家に戻る。それによって、罪意識は薄れただろうが、一度生まれかけた新たな意識も消えてしまう。だから、おなかは「それからのあたしは、本当のあたしじゃあなく、別の人間になったような気持ちでした」と述べているのである。「本当のあたし」を追求していくためには、罪意識を自覚することが避けられない。結局、佐八と再会したおなかは、自ら命を絶つことになるのだが、ここで自分の命ではなく、それまでの生き方（両親の価値観に従うという生き方）の方を殺していれば、違う人生もあったのではなかったかと思う。

4 佐八にとっての罪意識

それでは佐八のほうはどうだったろうか。おなかが自害した後、仕事場の下に埋めて、ずっとその償いとして、自分の食べるものも衣服も詰められるだけ詰めて他人に施しをし、薬さえも与えてしまう佐八の生き方は、まさに「神か仏の生まれ変わりのような男」と形容されるように、神とほとんど同一化した、インフレートした状態であったといえないだろうか。こういったからといって佐八のやったことの価値を貶めるつもりはない。ただ、自分の欲求をすべて押し殺し、徹底的に他人のために善行を施そうとするこのような生き方は、神のそれであって、人間の個としての意識はほとんど生まれていないのではなかろうか。おなかが死んでしまった責任は自分にあると、罪を引き受けようとした。しかし、「罪滅ぼし」にと善行を重ねるも、罪は滅びるどころか佐八の懐深くに喰い込んで、ずっと佐八を悩ませ続けていた。

そうして自らの死が差し迫り、おりしも崖崩れで死体も発見されるということが重なって、佐八はそれまで隠してきたことを保本に語る。聞いて下さい、と自ら頼んで語るのである。この告白は、聴罪司祭に罪を告白する信徒の姿を思い起こさせる。罪の告白は、歴史的には、ヨーロッパにおける個人の意識の誕生、内面の形成と深く関わるものとみなされている。このことは本稿の議論と関連するので少しだけ触れておきたい。

ヨーロッパにおいて個人の意識の誕生は十二世紀ルネサンスの頃とされている(阿部、一九九八)。十字架につけられたイエスの像が一〇五〇年ごろまでは、「両手をまっすぐ伸ばし、目を見開き、威厳ある姿」で描かれていて、「世界の支配者、権威者として死に打ち勝ち、神として、勝利者である」ことを宣言しているが、一〇五〇年ごろを境に、われわれのよく知っている苦悩に満ちたイエス像に変わってくる。これは「自分の体験のなかからイエスを内面的に理解しようとしたことを物語っている」。さらに、個人の内面の成立にもうひとつ重大な変化があった。一二一五年のラテラノ公会議八一二 - 八一四項に告白の義務と司祭の秘密厳守の義務の条項が定められた。そこでは「性別を問わずすべての信者は、少なくとも一年に一度聴罪司祭にすべての罪を告白し、命ぜられた罪の償いをできるかぎり果たすよう努め」ることが定められた。この問題の重要性については、フーコーも指摘するところで、長いあいだ、他者との関係のなかで自分の存在を確認してきた人間が、自分の罪についての語りを他者に聞いてもらうことで、個人が形成されてきたのである。司祭が告白を聞くときのマニュアル的な性格を持つ「贖罪規定書」も各地に普及していったが、そこには、成人男女が告白しなければならない各種の罪が挙げられている。罪悪感は意識が発生するときに生じてくるが、歴史の示すところでは、秘密を守る他者に自分の罪を告白することが個人の誕生には重要であった、ということになる。

これと対照的なのが、日本昔話「うぐいすの里」に出てくる男の態度である。禁を犯して奥の座敷へと侵入した男は、七番目の部屋にあった三つの卵を手に取り、誤って落としてしまう。しかしそのことに対して悪かったとか、申し訳なく思ったといった感情については一切触れられていない。ただ呆然と立ち尽くすのみである。「うぐいすの里」の男には、自分のことを振り返って罪を感じることのできる内面は形成されていなかったともいえる。

「むじな長屋」に戻ると、佐八は死が差し迫っていることを感じつつ、保本に自らの罪（と佐八が考えていること）を話した。この語りによって、自分の罪を十分意識的に引き受けることになった、言い換えれば、新たな意識が生れることになったのではないかと考えられる。死を前にして保本という聞き手を得た佐八は、新たな意識を持って死出の旅路へと旅立ったのではないだろうか。

5　保本にとっての罪意識

保本は、佐八に対して、信徒の罪の告白を聞く司祭の役割を果たした。これを保本の視点、医師の視点から見るとどうだろうか。神か仏の生まれ変わりと言われるような立派な人が、労咳を患い、死が迫ってきたときにうわごとを言っている。保本のほうに話を聞く準備がもしなければ、現代風に言うなら、結核で最期はせん妄状態になって亡くなった患者ということで終わっただろう。ところが、この辺りは、非常にうまく話が出来ているのだが、保本の方にもそれなりの流れがある。長崎でオランダ医学を学んで帰ってきた保本は、本当は戻ったら一緒になると約束をした女性があったのだが、その女性は別の男性と結婚してしまい、エリートコースから外れて養生所の勤務を命ぜられたので、面白くない。そういうなかで「赤ひげ」の診療に同行するうちに少しずつ心境が変化していく。そんなときこの佐八と出会い、その話を聞くことになった。それと並行して、保本は、約束していた女性の妹に対して冷たい仕打ちをしていた自分の行為を振り返り罪の意識を感じ始める。そういった流れが重なって、保本は、この佐八の告白を聞くことがきっかけとなって医師としての意識が生まれるという伏線も用意されている。このように、保本の心の動きに目をやると、自分がしてきたことを振り返って罪の意識を感じることが、医師として新たな意識を持つことにつながっていることが見えてくる。

このように、罪悪感という観点からみると、おなか、佐八、保本の三人の態度は対照的であった。罪悪感から逃れようと「火事」をきっかけに佐八の元を去ったおなか。自害したおなかを仕事場の下に埋め、罪滅ぼしのために善行を重ねてきたが、死が間近に迫り保本に罪を告白した佐八。佐八の告白を聞きながら自らしてきたことを振り返り、医師としての新たな自覚に目覚める保本。逃れようとするだけでは、おなかのように、結局のところ身を滅ぼすことになる。かといって罪と向き合うことも容易なことではない。罪を滅ぼそうと並はずれた善行を重ねてきた佐八が罪を意識するには、保本という聞き手が必要だった。

6　死を前にして感じられる罪悪感

死を前にした佐八が、保本という聞き手を得て、それまで内に秘めていた罪悪感を意識したことの意味について最後に考えておきたい。罪悪感が新たな意識の発生とつながっているなら、死を前にして感じられる罪意識は、死出の旅路に臨むための新たな意識の芽生えという意味もあるのではないかという考えが浮かんでくる。医学的にせん妄といわれるような状態の背後に、このような罪の自覚があるとするなら、せん妄を単に薬で抑えるだけでは十分とはいえず、新たな意識が生まれかけている兆しなのかもしれないという考えを念頭において関わる必要があると思う。

佐八のような劇的な例はそう多くないだろうが、がんと告知されてから自分のことを振り返るなかで、「自分は悪いことをしたわけではないのに」とか「あれこれのおこないが悪かったのだろうか」と罪悪感を抱いてしまうということはしばしばある。そういうときに、あなたが悪いわけではない、と言ってしまうことは、生まれかけた新たな意識の芽をつむことになるかもしれない。そこで生じた罪悪感を十分に意識することによって、新たな意識が生まれる可能性もあると思う。不用意にこれらのことを指摘することは、下手をすると患者に二重の荷物を負わせることになりかねないので、十分に配慮する必要があるが、こういったことが聞き手の頭の片隅にあれば、より慎重に話を聞くことが出来る。ただし、保本自身が自らの変容を余儀なくされたように、この種の出会いは相互変容を避けられないので、聞き手自身のなかにある罪意識とか罪悪感ということにも目を向ける必要が出てくる。

冒頭に掲げた、「がんと診断されたり死が迫ってきたときになぜ罪悪感がテーマとなるのか」という問いに対するひとつの答えとして、それは死出の旅路に備えて新たな意識が生まれ始めている兆しではないか、という仮説が以上の考察から導き出されるのである。

文献

- 阿部謹也（一九九八）『物語ドイツの歴史』中央公論社
- 笠松宏至（一九八三）「盗み」網野善彦・石井進・笠松宏至・勝俣鎮夫『中世の罪と罰』東京大学出版会
- 山本周五郎（一九六四）『赤ひげ診療譚』新潮社

第10章　混沌の物語

1　木崎さんのこと

それまで嵐のようにナース・コールをしていた木崎さん〔仮名〕は、ある時を境に穏やかになられた。木崎さんは六十代の男性で、多発性骨髄腫という病気（血液系のがん）を患っておられ、定年を迎えられたので実家の近くの病院で療養したいとのことで転院してこられた。病気の経過は長く、最初に診断されたのは七年前のことであった。この間、さまざまな治療を受けられたが、インターフェロン治療ではうつ状態が悪化して自殺企図も見られた。入退院を繰り返しながら抗がん剤治療が継続されたが、残念ながら病気の進行は抑えられず、病状は徐々に悪化していった。定年を迎えられ、実家の近くでの治療を希望しておられるということで転院してこられたが、転院時には貧血、腎不全、骨病変、いずれもかなり進行していて、病状はかなり厳しい状況と判断された。

(1) 入院初日

挨拶に伺い、簡単に今後の治療予定について説明をした。ご本人は、無表情、単調なトーンで「よろしくお願いします。今日は疲れたので明日にしてください」と話された。指先の痺れと下肢の脱力を認め、立位は可能だが歩行は小刻みでやっとという状況であった。前医からは、安定剤、抗うつ薬、睡眠剤などが多数処方されていた。

「明日にしてください」と言われたのに、その日の夕方から頻繁に呼ばれた。十八時には「指先がしびれてうまく食べれない」、十九時には「今から消灯まで何をすればいいですか。何もすることがないのでちょっと廊下のほうへ行こうと思います」など、ちょっとしたことで何度か呼ばれた。その後は看護師が対応してくれたが、眠れないとのことでナース・コールが頻繁にあり、二十三時過ぎに看護師から連絡を受けて眠剤の点滴の指示をした。しかしながらそれでも眠れず、結局三時から五時の二時間以外は、ナース・コールが頻繁に鳴っていたとのことであった。担当看護師はできるかぎり誠実に対応してくれたが、疲労困憊した様子が伝わってきた。

翌朝、早速、病棟スタッフ（医師と看護師）が集まってカンファレンスをおこない、対応策を検討した。一日のスケジュールを作成して枕元から見える位置に貼って、これに沿って過ごしましょうと伝えることでしばらくは落ち着かれた。しかしスケジュールに一分でも遅れると、コールが始まるのであった。少し落ち着いたと思っても、ちょっとしたことがきっかけで状態は不安定になった。無菌対応が必要となって個室へ移動したとき、放射線治療が始まったとき、リハビリが始まったときなど、何か変化があるだけで不安が増してコールが頻回になったり、説明を求められたりするなど、敏感に反応された。同じようなことを何度も説明しなければならなかった。夜は夜で、眠れなくなるとナース・コールの嵐となった。不安定になるたびにカンファレンスを開いて、マッサージのスケジュールを組んだり、話を聞く時間を定期的に設けるなどさまざまな工夫を試みた。これらは一定の効果を示し、しばらくは落ち着かれるが、いずれも長くは続かなかった。

(2) 対峙

最初はできるかぎり誠実に対応していたが、深夜に呼び出されることも重なり、私はイライラしてきた。

入院して二ヵ月を過ぎた頃、また不安定になってきた。その夜の看護記録の一部を示すと、

十八時三十分　咳が出るんですけどこれは風邪ですか。
十九時五分　パンツを上げれません。上げて下さい。
十九時二十五分　頭を冷やす枕を下さい。
十九時四十分　注射は何時にしてくれますか。
二十時　マッサージをして下さい。
二十時二十五分　太もものところが痛い。もう死にたい。
二十時三十分　やっぱり注射して下さい。（この後二十二時まで入眠）
二十二時　おしっこがしたいです。
二十二時十分　頭を上げて下さい。
二十二時二十分　痛くて眠れません。
二十二時二十五分　布団が重いです。
二十二時三十分　布団をロッカーの上の毛布と変えて下さい。
二十二時四十分　足が痛いのでマッサージをしてください。
二十三時十分　舌が回らなくなった。体の位置を変えて下さい。
二十三時十五分　お茶を下さい。
二十三時二十分　どうしたら眠れるか。
二十三時二十五分　マッサージをしてほしい。
二十三時二十八分　布団をかけて下さい。

二十三時四十三分　寒いので布団をちゃんとかけて下さい。

二十三時五十三分　喉が渇いた。お茶を下さい。

そして深夜零時を回った頃、看護師から私のところに電話があった。とうとう、堪忍袋の緒が切れ、そのまま病棟に駆け付け、「いい加減にしてください、何時だと思っているのですか」と怒鳴ってしまった。木崎さんは、私が呼び出されているとは予想しておらず、「先生がいらっしゃるとは思いませんでした。どうぞお帰り下さい。もう寝ますから」と言われたが、すぐに眠れるようになるとも思われず、怒鳴ったことの罪悪感も手伝って「しばらくそばにいます」と宣言する。

「先生がいると気になって眠れません」と言われるが、「気にしないでください、私が居たくているんですから」と言い返し、それから一時間余りそばにいた。その間、様子を見ていたが、時々痛みが襲ってくるようで顔をしかめておられたので痛み止めの点滴をしたところ、そのまま眠りにつかれた（痛み止めの点滴はそれまでも何度かしていたのだが）。その日を境に、頻繁に呼びつけられることは激減した。

(3) 昔の話

その数日後の土曜日。診察に訪れると、ちょうど看護師が足の裏をマッサージしているところで、足の裏に小さな傷跡があるのが目にとまったので尋ねたところ、こんな答えが返ってきた。

「小さい頃、ウナギをとりに行ったときに、葦が足に刺さったんです（意図せず口をついて出たダジャレに三人とも思わず笑ってしまう）。戦後で、医者もなく素人療法で治したものですから、そんなふうに傷が残ったんです。治るまでに半年かかりました。ウナギはちゃんと取れましたよ」。

「田舎はどちらなんですか」。

「乙地です。少し前まで遊園地があったんですがご存じですか。その近くです。遊園地は今はもうつぶれてなくなってしまったけど。なつかしいなあ、あの頃が。飛び回ってましたよ」と、しみじみと昔のことを語り始める。それまでの焦った口調とは異なり、滔々と流れるように語られる物語に私も看護師も聞き入った。

その後は、それまでとはモードの異なる語りが展開するようになった。長い時間話しこまれるということはなく、各回の話は長くても十分程度であったが、たとえば、よく夢を見ると言われ、「きれいな花が一面にあって、そのなかで私は花と戯れる、というようないい夢が多かったです。私は絵を見るのが好きで、学生時代に下宿していたときはよく絵を見に行きました。小説もよく読んで、フランス文学とかロシア文学をよく読みました。今はとてもそんな気にはならないけれど。あと古寺《ふるでら》を回るのが好きでよく行きました。京都のお寺はよく見に行きましたよ」といった具合で、お寺の話が始まるのであった。

(4) おりいってお話が……

その一週間後、年の瀬も押し迫った頃、看護師から、「おりいって話がある」と木崎さんが言っておられますよ、と聞き、お部屋に伺った。すると、次のように話し始められた。

「寝るほうについては昨日は安眠できました。おりいって先生にお話があるのですけどよろしいでしょうか。今年の正月は最後になりそうな予感があるんです。今日、一番上の娘が海外から帰って来るんですけど、家族そろって食事のまね事でもしたいと思いまして。家まで車で行けば兄が手を貸してくれて、おぶってもらって中に入れると思いますので、どうでしょうか。それもこれも先生の許可が下りればの話ですが、それもだめなら、病院にみんなに来てもらって食事のまね事でもしたいと思っているのですが……」。
「データ的には帰るのは可能だと思いますよ」。
「先生にそう言って頂ければ嬉しいです。今回はそういう覚悟で帰ります。最初にこの病気にかかったときから難しい病気だと言われていましたから。十五歳で死ぬ人もあれば二十歳で死ぬ人もある。生もあれば死もある。仕方ないです。私は八人兄弟、五男三女の末っ子で、一番上の兄は八十を過ぎています。私ももう六十歳ですから長く生きれたほうです。乙地（実家と今入院しておられる病院がある地域）で生まれて乙地で死んで、これが甲地（長年務められた地域）で死ぬのだったら惨めです。誰も会いに来てくれないし。乙地に戻ることができて良かった。それじゃあ、データ的には家に戻ることは可能なんですね。もしデータ的に中止になるようなことがあったら言って下さい」。

お話を伺いながら私は、木崎さんの思いが全然わかってなかったという思いがこみ上げてきて、心底申し訳ないという気持ちになった。正直に「済みませんでした。今までそういう木崎さんの気持ちを分からなくて、ひどいことも言って来ましたが」と謝ると、「いいえ、とんでもありません。先生にはご配慮して頂いて感謝しています。覚悟はできています」と仰られた。

こうして、十二月三十一日、最後のチャンスと覚悟されて外泊に出かけられた。一月三日まで外泊の予定であったが、元旦の夕方には私のところに連絡が入り、電話をかけると「家だと不安です。病院なら看護婦さんも先生もいてくれるので是非帰りたいです」とのこと。「これが最後になるかもしれないから覚悟して帰るとおっしゃっていましたが、もういいのですか」と確認すると、「もう気が済みました。昨日はみんなで食事もしましたし。とにかく病院に行きます。先生が何と言っても帰ります」といって帰院された。戻ってこられた木崎さんの顔色は悪く、腎不全が進行していた。

その後は尿毒症のためウトウトされる時間が多くなり、声をかけると目を開けてニコッとされ、またウトウトされるという感じであった。呼吸は徐々に弱くなり、段々間遠になり、新年を迎えて一週間が過ぎようとするころ、本当に眠るように穏やかに逝かれた。奥さんと娘さんに見守られての最後であった。

2　物語の舞台に上がる前に

入院当初の木崎さんのように、頻回にナース・コールする方は稀ではないが、その対応には苦慮することが多い。ナラティブという観点から見るなら、ナース・コールを連打していた頃の木崎さんの語りは、苦痛や痛みから漏れ出る呻きのようなものに近く、筋書を持ったストーリーとは言い難い。あるいは、社会学者アーサー・フランクの概念を借りれば、「混沌の語り」(Frank, 1995/2002) と言うこともできるだろう。「混沌の語り」とは物語としての統一性と一貫性を見出せず、断続的な言葉の反復によって生起する語りである(訳者鈴木［二〇〇二］による用語解説より)。

このような状況では、傾聴を続けることが難しくなる。語り手の焦燥感が強いときには、聞き手もそれに巻き込まれ、聞き手のなかにも焦りや否定的な感情が生じてくるからである。そういうときには、語りに耳を傾けようとしても、冷静に聞くことができなくなり、聞けば聞くほど余計にイライラしてしまうという悪循環になることも少なくない。私自身、木崎さんの語りを聞きながらだんだんとイライラが募っていた。このようなときには、物語の舞台に上がろうとする前に、物語の舞台そのものを整える必要がある。ひとつの工夫として、日々の診療のなかで変わらない部分を意識して設け、それを安心の基盤にする、ということをおこなった。木崎さんは、ちょっとした変化に敏感に反応された。これを逆手に取り、日々のスケジュールや処方、回診の時間などをできるだけ一定にして、反復することで安心につなげようと考えたのである。これらは一定の効果を示し、しばらくのあいだは、少し落ち着かれた。

ところで、医療のなかで論じられることは少ないが、心理療法においては、治療のなかで変わらない部分を意図的に設定し、これを守りとして用いることがおこなわれている。いわゆる治療構造と言われるものがこれにあたり、具体的には、時間と場所（と料金）が固定される。多くは週一回五十分という枠で、面接場所も開始時間も可能なかぎり同じになるようにしておこなわれる。ひとたび心理療法が始まると、患者から、今日は予約外ですが苦しいので話を聞いてもらえませんかと求められても、原則として次回の面接の予約の時間に話を伺うようにする。というのも、熟慮なしに善意だけで予約外や面接室以外でクライエントに会うと、強い転移関係に巻き込まれ、治療的な展開が阻まれることになりやすいことを、心理療法家は経験的に学んできたからである。医師が、手術をするときに、手洗いをおこない、術衣とマスク・手袋を着用して手術に臨むのと同じく、話を聞くに当たっては、時間と場所（と料金）を設定し、その枠のなかで話を聞くということが、語り手だけでなく聞き手自身も守ることになる、というわけである。もちろん、枠の設定は両義的な意味を持ち、治療における基本的安心の醸成を促す一方で、それにかたくなにしがみつくと「縛るもの」となり治療的相互関係が阻害されてしまうということも起こり得るので、心理療法においてさえ、どのような設定が望ましいか、ケース毎に、その時々の状況に応じて、考える必要があるのではあるが[1]。

このようにみれば、日々のスケジュールや処方、回診の時間などをできるだけ一定にするという工夫は、構造的な守りを設定するという意義があったことがわかる。医療者は、患者に診察を求められたときにはいつでも対応するというのが基本であり、上述したような、心理療法的治療構造を設定することは難しい。と

---

(1) 枠の設定を厳格に行った方がよいか、ある程度柔軟に対応する方がよいかを決めるためには、病態水準を見立てることが必要となる。見立てに対する筆者の考え方については、前著（岸本、二〇〇四）を参照されたい。

はいえ、焦りが強く、落ち着いて話しが聞けないと思ったとき、こちらの感情が強く動かされるとき、「混沌の語り」が展開するとき、物語の内容に目を向ける前に、構造的な守りを整えるということを考えてもよいかもしれない。

3 混沌の語り

物語の舞台を整えたからといって、混沌の語りがすぐに筋書きをもった語りに変わるわけではない。混沌の語りを、混沌としたままで聞き続けることが必要となってくる。このような状況では、たとえばひとつの見方として、フランク[2]（1995/2002）が提唱する「語りの三つの類型」が参考となる。語りの類型とは、「個々の物語のプロットやテンションの基礎とみなされうるような、極めて概略的な物語の筋書き、ストーリーライン」と定義され、フランクは「回復の語り」、「混沌の語り」、「探求の語り」の三つの類型を挙げている。語りを類型化することは、「個々人の経験を包摂してしまうような、新たな「一般的で統一的な視点」を作り上げてしまう危険」があるので注意が必要だが、「病む人々が語る物語へのより密接な関心を促し、最終的には病者の言葉を聞くことを助けるという利点」もある。病の物語りは「さまざまな語りの糸を撚り合わせ、織り上げていくもの」であり、「それらの糸を選り分けていくため」に類型が役に立つというわけだ。ここでは、「回復の語り」と「混沌の語り」について述べておく。

「回復の語り」とは病を健常な状態からの一時的な逸脱とみなし、健康な状態への復帰、すなわち回復を目標として物語を組織していく語りである。これに対して、「混沌の語り」とは物語としての統一性と一貫性を見出せず、断続的な言葉の反復によって生起する語りである。フランクは、自身の体験も踏まえて、患者が「混沌」の渦中にあり、一貫した物語を語りえないときに、聞き手が「回復の物語り」を前面に出してくると、「混沌の語り」を否認されたように感じ、そこに大きなすれ違いが生じてしまうという。しかし、「混沌の語り」には「継続性もはっきりとした因果関係も伴わない」がゆえに、聞き続けるのは難しい。混沌の語りは聞き手に不安を掻き立てる。さらに「本当の混沌を現に生きている人々は言葉によって語ることができない」。しかし、混沌の渦中にある患者と関係をつなぐためには、聞き手も「混沌」に留まることが必要である。

フランクは、「混沌の物語を生きる人々は確かに援助を必要としているが、多くの援助者を自称するものたちが、あまりに性急に物語を引き出そうとしてしまう」ことに注意を促している。そして、「混沌を抜け出すことを望むのではなく、混沌の物語の証人であろうとするとき、初めて支援が可能となる」と述べている。混沌に敬意を払い、先へ進むように急き立てるのではなく、混沌を人生の物語の一部として受け入れる、ということが必要になってくる。

4　モードの変化

このような姿勢を保ちながら話を聞いていくうちに、徐々に問題が煮詰まってきて、思わぬ形で対峙することになった。木崎さんを怒鳴ってしまった場面のことを述べているのだが、このような対峙は、意図して

(2)　フランクはカルガリーの社会学者だが、三十九歳の時に心室頻脈、四十歳の時にがんを患い、その後は医療とか身体といったテーマに関して積極的に発言をしている。日本語で読めるものとしては『からだの知恵に聴く』（日本教文社）『傷ついた物語の語り手』（ゆみる出版）などがある。

できるものではなく、ひたすら「混沌の語り」に耳を傾け続けるなかで、思いがけず生じるものである。もし「混沌の語り」に耳を傾けることもなく、いきなり怒鳴りつけるなら、このような展開にはならなかっただろう。聞き手のコミットなしにこのような対峙は起こりえない。もちろん、患者を怒鳴りつけたことはほめられたことではないし、今ならもう少し異なる対峙の仕方をするかもしれないが、やはり同じような対応になるかもしれない。

この対決をきっかけに、木崎さんは我に返ったかのように、いろいろなことを振り返りながら落ち着いて話をされるようになった。これ以降、語りのモードが変わったのを私は感じていた。筋書きが欠如している「混沌の語り」ではなく、「物語」という名にふさわしい、筋書きを備えた語りが、滔々と語られるようになった。ひとたび物語の幕が開けば、あとは聞くことに徹すればよい。そこで語られたことを土台にすれば、診療もスムーズに流れるようになる。

5　死を告げる

最後に、本章のテーマからは少し外れるが、物語の幕引きの場面にも焦点を当てておきたい。医師の大切な仕事のひとつに死亡宣告をおこなうということがある。木崎さんの死亡確認と宣告も筆者がおこなった。血圧も下がり、そろそろ危なくなってくると看護師が知らせてくれて病室に赴く。家族も集まって皆が見守っている。呼吸と呼吸の間隔はかなり開いており、弱い呼吸になっている。木崎さんに何度も呼ばれて話をしに病室に伺ったこと、ついに我慢の限界を超えて怒鳴ってしまったこと、怒鳴った後で語りの位相が変わり、昔のことなどいろいろ語って下さるようになったこと、覚悟していかれた最後の外泊のこと、痛みについて配慮が足りなかったこと、など、さまざまな思いが一挙に押し寄せてくる。呼吸を見守っているが、なかなか次の吸気がこない。このまま息が止まってしまったのだろうか。手を握ると暖かいが、もう亡くなられたのだろうか。家族のすすり泣く声が聞こえてくる。しばらく見守って、呼吸が止まったことを確認し、対光反射の消失、心音の消失を確認して、亡くなられたことをご家族に告げる。「しばらくしたらお体をきれいにさせていただきますから、それまでのあいだ、ご家族はそばに一緒にいてあげて下さい」と伝えて病室を後にする。臨死の場面において、死を宣告する立場にある医師の内面においても、さまざまな思いが駆け巡っている。

場合によっては解剖をお願いすることもある。筆者も何例かお願いして解剖の場面にも立ち会った。内臓をひとつずつ丁寧に取り出して確認をしていく。生前いろいろと話を伺っていた患者のご遺体を解剖させていただくときには何とも言えない気持ちになる。医師の仕事にはそういう側面もあるのだ。

6　死に臨む臨床家

一方で、医師は、ちゃんと死に臨んでいるのだろうか、と感じることもある。筆者自身、祖母の死に立ち会ったが、死亡宣告をした医師には家族の気持ちへの配慮など感じられず、ただ義務的に宣告をされたように見えた。患者の死を見届け、しっかりとお別れをするということもまた、医師の大切な仕事であると思う。

患者との「別れ」について考えさせられた書物として、ユング派分析家ロバート・ボスナック（Bosnak, 1989, 1997/2003）の『クリストファーの夢』を挙げておきたい。ゲイを何とかしたいと訪れたクライエントがドリームワークの途中でエイズを発症し、亡くなるまでの経過が克明に記された著書である。エイズのみならず、体の病気の臨床に携わる方々には一読を強くお勧めしたい本であるが、最後の場面は特に印象に残る。

週の中頃になると、クリストファーは私に反応を返すことが出来なくなる。私はただ座り、夢を語り、夢を出来るかぎり鮮明に思い出しながら、彼の耳元に向かってささやくが、同時にその愚かさも感じている。

金曜に部屋に入り、彼の耳元で囁いたとき、突然私は終わったと悟る。彼は遠くにいて、ほとんど届かなかったから。私の全エネルギーを集中させて、それを集め、出来るかぎり長く保持しようとする。それから耳元で囁く。

「エテルはあなたを愛しています」。

「ハンクはあなたを愛しています」。

「マギーはあなたを愛しています」。

「ローレンスはあなたを愛しています」。

「ジョンはあなたを愛しています」。

「マークはあなたを愛しています」。

間を置く。

「ビリーはあなたを愛しています」。私はしばらく息を止め、彼に対するすべての感情を声に込めて言う、

「そして私もあなたを愛しています」。

私は立ち上がる。長いあいだ、不自然な姿勢でかがんでいたので、背中が痛む。背伸びをして彼をもう一度見る。私の思いは通じただろうか。私はもう一度かがみ、彼の額にキスをする。

そして私は立ち去る。マサチューセッツ総合病院の吹き抜けはとても静かである。
その夜、クリストファーは逝った。

医師が死亡宣告をする前に、ボスナックはクリストファーが逝ってしまったことを悟り、お別れをするのである。このような別れこそ本当に意味のあるものではないか、確かに医師は死亡確認と宣告をおこなうが、それが形式的なものになってしまっていないか、死を看取ると医師はいうが、本当の意味で死の床に臨んでいるのだろうか。

ボスナック（二〇〇四）は「苦痛共感的で残酷な冷たい目」ということを述べている。苦痛を共感することのない残酷さは、無益な責め苦に過ぎない。残酷さを持たない苦痛の共感は、正確さを欠く。ここでいう残酷さとは、「不完全さも、一つひとつの皮膚のしわも映し出すようなカメラの残酷さ」、「恐ろしいことでも真実を言うような子どもの残酷さ」、「自分の醜い姿に否応なく直面させるような残酷さ」であるとボスナックはいう。死に臨むにはその両方が必要であろう。

文献

• Bosnak, R. (1989, 1997) Christopher' s Dreams. Delta.　岸本寛史訳（二〇〇三）『クリストファーの夢』創元社
• R・ボスナック著、岸本寛史・山愛美訳（二〇〇四）『ドリームワーク』金剛出版
• Frank, A.W. (1995) The Wounded Storyteller. The University of Chicago Press.　鈴木智之訳（二〇〇二）『傷ついた物語の語り手』ゆみる出版
• 岸本寛史（二〇〇四）『緩和のこころ』誠信書房

第11章 緩和医療における時間

1　時間の変容

時間は物語の重要な要素のひとつである。リタ・シャロンのナラティブの定義（「ナラティブとは、語り手、聞き手、時間経過、プロットと目的からなるものである」）にも時間が含まれている。本章では時間に焦点を当てることにする。

筆者がまだ医師になりたての頃の話である。病勢のコントロールがつかなくなってきた白血病の患者さんに、私はつい〈何かやりたいことがあれば今のうちに準備をしておいたほうが……〉と漏らしてしまった。三十代の彼女は白血病の治療を受けておられたが、抗がん剤の効果は不十分で、入院も一年近くになり、退院の見通しは立っていなかった。彼女にはご主人と小学生の子どもさんがおられたが、病状は徐々に悪化しており、厳しい状況になりつつあった。それで私は、今のうちに何かやりたいことがあればしておいてほしいと思い、会話の流れのなかで、上記の言葉が口をついたのだ。その言葉に彼女の表情は固まり、しばらく沈黙が続いた。そして静かに「準備って、何をすればいいんですか」と問い返された。その問いに私は何も答えられなかった。

そういえば、彼女は、「朝目が覚めると、今日も命があることに感謝して、一日を精いっぱい過ごそうという思いになります。毎日がその繰り返しです」と言っていたことがあった。今振り返って考えると、彼女は、一日一日を、かけがえのない瞬間の反復として体験していたのではないかと思い当たる。当時の私は素朴に、誰もが、過去から現在を経過して未来へと直線的に流れるような時間を生きていると考えていた。しかし、彼女が体験していた時間は、時計が一定の速度で時を刻みながら過去、現在、未来へとつながるような時間ではなかったのではないか。だからこそ、そこに突然「未来」を持ち込もうとした私の言葉に、彼女はひどく混乱したのではないか、と思う。

その後私は、がん診療に携わるなかで、患者は「異界」を体験していると考えるようになった（岸本、一九九九）。「異界」という言葉をあえて用いたのは、患者が、日常的意識の平凡な世界を生きる我々とは異なった仕方で世界を体験していることに焦点を当てたかったからである。しかし、時の流れも変容しているとは思いもよらなかった。患者が、時間軸においても異界を体験していると意識するようになったのは、もう少し後のことであった。

そのきっかけとなったのが、ある夏の日、京都市内のギャラリー、熙春堂で開かれた鈴木亨さんの遺作展「生きる・よろこび」における、一枚の絵との出会いだった。鈴木さんはコンピューターグラフィックスデザイナーで、企業からの依頼作品を作っておられたが、白血病を発症されたときに、これからは自分自身のために作品を作りたいと思い直され、制作にとりかかられたとのこと。なかでも、骨髄移植を受けられたときに着想されたというハロウィンシリーズには特に深く心を動かされたが、そのなかに、「はぐるま」という作品があった。赤地に月模様の衣装を纏ったハロウィンの妖精と、青地に星模様の衣装を纏ったハロウィンの小さな妖精が、大小八個の歯車の隙間に巧みに入り込んで、あたかも歯車を動かしているかのように見える作品である。なぜか私はこの絵に惹かれ、その前に佇んでじっと眺めた。見つめているうちに、歯車が「カチ、カチ」と時を刻む音が聞こえてくるように感じ、一瞬一瞬が鮮烈に迫ってくる思いがした。この絵を通して、がん患者が体験している時間そのものが変容しているのではないかと思うようになった。

察するに、がんを患い、死が意識の片隅にちらつき始めると、時間の流れそのものが、それまでとは違う形で体験されるようになるのではないかと思う。一瞬一瞬がかけがえのないものとして痛切に感じられるようになり、「今日一日」、「今現在」がその強度を増してとても鮮明なものとなる。と同時に、それと反比例するかのように、過去と未来は色あせてしまう。冒頭で紹介した彼女は、そんなふうに「今」が突出した時間を体験していたのではないかと思う。時間をどのように体験するかは人によってさまざまであろうが、がん患者の診療においては、「今現在」が強調されるような時間体験について医療者がある程度意識しておくことでより慎重な配慮が可能となると感じる場面が少なくない。本章では「今」の突出について理解を深めるために、木村の「イントラ・フェストゥム」と井筒の「創造不断」を参照する。

2 「今」の突出

(1) 祝祭的時間論

木村は、統合失調症、躁鬱病、てんかんの患者たちの体験の底流をなす時間性の特徴を、フェストゥム（祝祭）をキーワードに据えて、アンテ・フェストゥム、ポスト・フェストゥム、イントラ・フェストゥム、の三つに概念化した（木村、一九七六、一九七九、一九八二）。木村のこの時間論をここでは祝祭的時間論と呼んでおく。アンテ・フェストゥムは、未来先取的、予感的、先走り的な時間構造で、「来るべき事態を予感的に先取りしつつ、自己実現の場をつねに自己の前方に見ているような、「前夜祭」的な情態性」を表す。

一方、ポスト・フェストゥムは、「既に決定的に完了した事態を反芻しながら、そこにもはや手遅れで回復不可能な未済の確定を見てとる「あとのまつり」的な情態性」を指す。これに対して、イントラ・フェストゥム意識の特徴は、「現在への密着ないしは永遠の現在の現前」であり、そのような意識にとって、「現在」は、「過去と未来を自己自身のなかから生み出す源泉点として、未来や過去よりも根源的な、独自の存在を保つ」ものとなる。ちなみに、このフェストゥムへの着目は、ハンガリーの社会学者ルカーチが『歴史と階級意識』のなかで現状維持を求めるブルジョワジーの保守的な意識を「ポスト・フェストゥム意識」と名付けたことに端を発し、その影響を受けたフランス人の精神科医ガベルが『虚偽意識――物象化と分裂病の社会学』のなかで、革命的意識を持ったプロレタリアの革新的な政治意識を「アンテ・フェストゥム意識」と呼んだのだが、これらに想を得た木村がさらにイントラ・フェストゥムの語を造語して、木村精神病理学の基本概念にまとめあげたのである。

これら三つの時間性は、もともと精神の病の患者の時間体験の特徴から抽出されてきたものではあるが、木村自身が論じているように、病者に限られたものではなく、人間存在の普遍的基本構造に属するものである。従って、緩和医療の場面でもこれらの時間性に注目することはあながち的外れではないだろう。そこで、緩和医療において論じられることの多い「ライフレビュー」と「死への準備」について、祝祭的時間論の観点から考えてみたい。

ライフレビューは、回想法と同義に使われることもあり、高齢者や終末期の患者が、自ら人生を振り返ることで自分の人生をさまざまな角度から見つめ、従容と死を受け入れることを促そうとするものである。「人生を振り返る」という点では、ポスト・フェストゥム的であるように思われるが、そう単純ではない。木村がわざわざ、前向き／後向き、未来志向的／過去志向的といった簡明な表現を避けて「フェストゥム」という耳慣れない術語を選んだのは、時間を、過去・現在・未来からなる単純な一本の直線としてではなく、自己のあり方との関係性において捉えようとしたからである。したがって、ふつうに「過去」と言われているものに対しても、アンテ・フェストゥム意識にとっては、かつて果たされなかった夢が夢として今なお生き続けており、数年、数十年にわたって時間が停止しているように見えるのに対し、ポスト・フェストゥム意識にとっては、取り返しのつかないことになってしまった、とんでもないことをしでかしたという後悔が前面に出る。イントラ・フェストゥム意識においては、過去も未来も「一挙に現在の直接的現前にひきずり込」まれ、一切の時間様態が現在に変えられるのだから、レビューそのものが成り立たないということさえあろう。ライフレビュー的な語りが自然となされる場合は全く問題ないが、医療者の方がライフレビューを促そうとする場合には、それがどのような意義を持ちうるのかを祝祭的時間論の観点からあらかじめ検討しておくことで、無用な混乱を避けることができるかもしれない。死への準備を意図したさまざまな働きかけについても同じことが言える。冒頭に示したケースは、祝祭的時間論の立場からみれば、イントラ・フェストゥム的意識を生きている患者に、アンテ・フェストゥム的志向性を持ち込もうとしたために、混乱を引き起こすことになった、と言えるかもしれない。ライフレビューや死への準備を促すような関わりの意義を論じるにあたっては、その時間的存在構造という点にも配慮が必要ということになる。

(2) 創造不断

祝祭的時間論は、人が時間をどのように体験しているかについて考えるうえで重要な準拠枠を提供してくれるが、もともと「人間存在の普遍的基本構造に属する」ことを目論んでいたこともあり、その射程は気質論や比較文化論にも及び得る。たとえば、加藤周一（二〇〇七）は『日本文化における時間と空間』という著書のなかで、さまざまな角度から日本文化における時間について論じている。そこで、日本語は、客観的時間よりも主観的時間を強調し、過去・現在・未来を鋭く区別するよりも、現在に過去および未来を収斂させる傾向を示唆するとして、「今＝ここ」に全世界が集約される瞬間的表現としての俳句にその特徴がよく現れていることを指摘している。詳述はできないが、加藤が挙げている日本文化における時空間の特徴を祝祭的時間論の観点から見ると、その世界観においても、芸術や文化における表現を見ても、時間に対する伝統的な態度が人々の行動様式に及ぼした影響を見ても、日本人はイントラ・フェストゥム意識をより強く生きていると言ってよいように思われる。もしそうだとすると、がん患者が体験している「今」が強調されたイントラ・フェストゥム的な時間意識は、日本人にはある程度なじみのあるものということになるだろう。

しかしながら、一方で、われわれの日常的な時間感覚とがん患者が生きる「異界」の時間とのあいだには、深い溝があると感じることも多い。このギャップについて考えるにあたっては、井筒の「創造不断」が、ヒントを与えてくれると思うので、以下、井筒の論に拠りながら考えてみたい。

井筒（一九八九）は東洋的時間意識の一元型として「創造不断」を措定する。「創造不断」。時々刻々に新しく創造される世界。道元は言う、「薪が燃えて灰になる。いったん、灰になってからは、また元に戻って薪になることは不可能だ（と、普通の人間の常識は考えている）。だが、このような誤った経験的認識の事実に基いて、灰は後、薪は先、というふうに見てはならない。事の真相はむしろ次のようである。薪は、薪であるかぎりはあくまで薪なのであって、独立無伴、その前後から切り離されている。前の何かから薪となり、またその薪が後の何かになる、というのではない」と。薪は薪でありながら、しかもべったり連続して薪であるのではなく、刻一刻、新しく薪であるのだ。我々が、普通、切れ目のない連続した一条の流れとして表象しがちな時間なるものを観想意識（深層意識）の目で見た場合、前後裁断的「瞬間」の非連続的連続として現れてくる、と井筒は論じている。

ここで注目すべきは、時々刻々、念念起滅の世界現出としての時間をみるために、観想意識が前提とされていることである。すなわち、井筒の「創造不断」の背景には、意識水準の変化への着目がある。この点こそ、がん患者と健常者とのあいだのギャップを説明するのにふさわしいと筆者が考える主な理由である。「流れる水、空を飛ぶ矢のように、一方向的に、不可逆的に、そして無間断的に連続する一本の直線として時間なるものを表象する常識的な見方」だけでは、「創造不断」の真相＝深層は見えない。それは、単に後先のことを考えないで、「今」のことだけを考えるような時間意識ではなく、存在風景が一変してしまうような時間意識なのである。

がんを患い、それまでは遠い将来のことと思われていた死が一挙に眼前に迫ると、それまで価値あるものと思われていたことが何の意味ももたなくなり、それまで見慣れていた風景が急に色あせて見えたり、反対に強烈に鮮明なものとして見えたりする。がんを患い、そんなふうに意識が変容するなかで、観想意識にしか見えない時間の深層を垣間みるのではないかと思う。そして、先に触れた鈴木さんの作品「はぐるま」に描かれているのも、このような、途切れ途切れの刹那の連続としての時間、念念起滅の時間であり、「創造不断」元型の、ひとつの見事な形象化と捉えることができると思う。

3 「今」に潜入する「未来」

これまで述べてきたような、突出した「今」を生きる患者に寄り添うにはどうするのがよいだろうか。筆者自身の経験では、そこに下手に「過去」や「未来」を持ち込もうとするよりは、その突出した「今」に焦点を当てて、こちらも「今」を生きるという姿勢を持つことがまずは大切になってくると思う。一期一会。終末期とはいえまだしばらくは小康状態を保てそうな患者（このように考えること自体が直線的時間感覚に基づいていることの表れである）であっても、お会いできるのはこれが最後になるかもしれないという思いをどこかに持ちながら、一瞬一瞬を大切にするという姿勢をこちらも持つことしかないのではないかと思う。そんなふうに「今＝現在」に重心をおき、波長を合わせて会い続けていると、「未来」は思わぬ形で「今」に潜入してくることを経験することも少なくない。次に紹介するのは、そのなかでも特に印象的だったケースである。

まだ二十代だった彼女は、急性白血病の治療のために骨髄移植を受けて回復され、退院が間近に迫っていた。彼女は結婚しておられ、まだ生まれて間もない小さな子どもさんもおられた。骨髄移植の経過は順調で、再発の兆候も全く見られず、そろそろ退院を考えていた。そんなある日、病室に伺うと、冴えない顔をしている。どうかしたのかと尋ねると、こんな話をされた。「今日は嫌な夢を見て泣いて目が覚めた。先生が出て来たの。一番言われたくないことを言われて悲しくなって。どこかで心配しているんだなって。……先生にね、ちょっと話があるって呼ばれて、悪い細胞が出て来ているからもう手の施しようがないと言われて、ショックで涙が出て目が覚めた。正夢になると嫌だから今日は誰かに言おうと思っていた」とのことであった。夢で「手の施しようがない」ことを告げられたのもショックであっただろうが、それを告げたのが私であったことに、私自身もショックを受けた。そのとき、私は、骨髄移植後の経過は順調なのだからと自分に言い聞かせ、彼女にもそう伝えて、夢が告げる「未来」から目を逸らした。彼女はその後間もなく退院され、私の心配も杞憂に終わったかと思われた。彼女が退院して数ヵ月後、私は転勤した。

転勤して一ヵ月経った頃、私は彼女が入院したという知らせを受け取った。再発されたとのことであった。夢のことがすぐに脳裏に蘇った。夢が告げた「未来」について話しておけば、再発そのものは避けられないにしても、もう少し彼女の深い思いを聞くことができたのではなかったかと思ったが、後の祭りであった。彼女に電話をかけると、泣きながら「夢が本当になっちゃった」と言っておられた。泣きながら語られる彼女の話を聞くことくらいしかできなかった。彼女はその後間もなく、亡くなられた。

これは極端な例と思われるかもしれないが、このように予期せぬ形で「今」に「未来」が侵入してくることは少なくない。冒頭で紹介した彼女も、亡くなられる前に続けて夢を見ておられる。彼女が私に残してくれた手紙からそのことを知った。「一つ目は……主人の実家に遊びに行っているのですが、皆はテーブルについて楽しく食事をしているのですが、私だけは近くにいて布団に横になっているのです。そして知らない女の人がテーブルの周りで一生懸命料理を次々出して世話をしているのです。そこで私は「私が運びますから」と言うのですが、「いいから寝てて」と言われ、私の居場所がないという夢なのです。二つ目は皆で追いかけて来るのですが、私は大きな海外旅行用のスーツケースを持って一生懸命逃げているのです。そして「来ないで、来ないで」と言っている夢です」。この夢を聞きながら、私が浅知恵で「これからの準備を」などと言わなくとも、彼女は深いところでは旅立たねばならない自分のことをしっかりと見つめておられるのだと感じた。

夢の例が続いたが、夢に限らず、友人から言われた何気ない一言、たまたま見たテレビ番組のワンシーンなどがきっかけとなって、「未来」が思いがけず「今」のなかに姿を現すことも少なくない。逆説的に聞こえるかもしれないが、「今」に焦点を当てて一瞬一瞬を大切にしてきたからこそ、「未来」や「過去」が予期せぬ形で姿を現すことになるのだと思う。そしてそのときこそ、ひとつの変極点といえる。それに目を背けるか、それをしっかりと見つめて話し合えるかが分かれ道となるだろう。

4　緩和ケア病棟における時間

本論の最後に、緩和ケア病棟で流れる時間の特徴について考えておく。緩和ケア病棟では、患者の生活のペースに合わせて検温や血圧測定をおこなっているところが多い。だから、患者が朝ゆっくり眠りたいと希望する場合には、起こしてまで検温や血圧を測定するということはしないし、患者が希望したときだけ計測するという対応にすることも少なくない。一般の病棟ではこうはいかない。決まった時間に検温をし、血圧や脈拍、呼吸数を確認して、経過表に記入していく。その推移を見ながら医師や看護師は全身状態の指標とし、病状の変化の兆候を読み取るのである。この違いは些細な違いと思われるかもしれないが、患者の生活の質を考えるうえではかなり大きな違いである。

上記のような緩和ケア病棟における時間の流れは、真木（一九八一）がその著書のなかでプリチャードの『ヌアー族』を引用しながら論じている「牛時計」を想起させる。「一日を刻む時計は、牛時計であり、牧畜作業の一巡である。……牛舎から家畜囲いへ牛をつれ出す時間、搾乳の時間、成牛を牧草地へ連れて行く時間……等々である。……だからヌアー族は、「乳搾りの時間に帰ってくるだろう」とか、「仔牛たちが戻ってくる頃、出発するつもりだ」という表現をする」。同じように、緩和ケア病棟では、時計が刻む時刻に合わせてルーチンの処置をするのではなく、患者の生活の流れにあわせてスケジュールを立てる。もちろんすべてが患者の希望通りになるわけではないが、基本的なスタンスとして、「患者時計」を尊重しようとするのである。

もう少しスパンを広げて、人類が時間をどのように捉えてきたかを、ロチェスター大学天文学教授アダム・フランクの『時間と宇宙のすべて』（Frank, 2011/2012）に依りつつ概観しておきたい。フランクの著書は、「宇宙論と宇宙的時間に関するわたしたちの考え方が変化することで、人間の時間もまた変化してきた」という「根源的真理」に貫かれている。人間的時間あるいは文化的時間と宇宙的時間は密接に絡み合っていて、それが変化するときには両者がともに変化するので、人間の時間体験について考えるためには、宇宙論と宇宙的時間について考えねばならないというのである。この考え方に立てば、緩和時間について考えるためには、人類が時間をどう捉えてきたかを見ておくことが不可欠となろう。

旧石器時代の人類は、「途切れのない一体としての時間」、「誕生も死も、直線的な時間もない宇宙」を生きていた。新石器革命によって農耕が始まるようになると、周期的時間、「日々をめぐってくる動物の飼育、家の管理、村の生活によって区切りをつけられる時間」が大切となった。特に、日（昼夜）、月（月の満ち欠け）、年（季節の移り変わり）惑星の周期運動という四つのサイクルが重要であった。メソポタミア、インダス、エジプト、中国などに都市国家ができるようになると、歴史的時間が始まる。経済取引に硬貨が使われるようになり、計測基準が発明されると、時間に対しても同じ方法が有効であることがわかり、時間が計られるようになった。暦が作成され、時間という特性が抽象化された。十四世紀に入ると機械式時計が発明され、十五世紀が幕を開けるまでに、公共の時計は小さな集落にも普通に見られるものとなる。と同時に、時間は徐々に生活のさまざまな側面を縛り始める。特に十七世紀後半に分針が広く使われるようになると、分が時間的交換単位となって、仕事にも生活にも分単位の管理が浸透していった。ニュートンが絶対時間や絶対空間を定義したのはこの頃であった。十九世紀になって鉄道が登場すると、時差が問題となるようになり、標準時が導入されることになった。世界を取り囲む電信網の整備により、ニューヨークとパリで同じ「現在」を共有できるようになった。ところが、ちょうどその頃、アインシュタインは相対性理論を構築しようと格闘していた。その結果、相対論物理学のもとでは、同時性の基準はすべて座標系に依存し、「同時」

もまた局所的なものになるということであった。

このように概観してみると、緩和時間は、機械式時計が発明され、分刻みで人間の生活や労働が管理されるようになった後の時間というよりもむしろ、自然の周期的な流れのなかに身を置くような、さらに遡れば、時間という概念すらないような時代に連なる時間であるということが見えてくる。緩和時間は、単に患者のペースを尊重した時間ということ以上に、現代において忘れられがちな、自然の周期的時間への回帰という意義も持ち得ると言えよう。

睡眠についても同じことがいえる。現代を生きるわれわれは、消灯時間から起床時間までぐっすり眠れるのが理想と考えがちである。しかし、いつの時代でもそう考えられたわけではなかった。産業革命によって、ガス灯や電気照明が闇を駆逐し、夜が昼へと変貌するまでは、「第一睡眠」と「第二睡眠」をとるのが普通であった。それまで人類は、日が落ちたら眠りにつき（第一睡眠）、「一時間以上の完全な覚醒」を挟んだ後でもう一度寝る（第二睡眠）というリズムを生きていた。第一睡眠、第二睡眠という言葉が姿を消したのは産業革命以後である。現代のわれわれは夜中に目が覚めるのは、「不調や障害の兆候」と考えるが、産業化以前はそれが自然だと考えられていたのだ。緩和ケア病棟において、消灯時間や起床時間に縛られることなく、それぞれの生活ペースに合わせて第一睡眠、第二睡眠をとることをよしとするのも、自然な周期的時間への回帰と捉えることができよう。せん妄の対処として、時計やカレンダーをおくことも確かに大切だが、上記のような広い視野から患者が体験している「異界」の時間を理解しようとする姿勢もまた必要になるのではないか。このように考えると、緩和ケア病棟における時間の流れが現代においていかに貴重なものであるかを、改めて感じるのである。

文献

- Frank, A. (2011) About Time. Free Press. 水谷淳訳（二〇一二）『時間と宇宙のすべて』早川書房
- 井筒俊彦（一九八九）『コスモスとアンチコスモス』岩波書店
- 加藤周一（二〇〇七）『日本文化における時間と空間』岩波書店
- 木村敏（一九七六）「分裂病の時間論」笠原嘉編『分裂病の精神病理５』東京大学出版会
- 木村敏（一九七九）「時間と自己・差異と同一性」中井久夫編『分裂病の精神病理８』東京大学出版会
- 木村敏（一九八二）『時間と自己』中央公論社
- 岸本寛史（一九九九）『癌と心理療法』誠信書房
- 真木悠介（一九八一）『時間の比較社会学』岩波書店

第12章　病を書く

1　症例の記述様式の歴史的変遷

本章では、記述を語りベースにすることの意義について考える。最初に、カルテの記述様式の歴史的変遷を概観しておこう。歴史的文脈を考慮に入れると、逐語的な症例記述のスタイルの意義がより浮き彫りになると思われるからである。ハーウィッツ（Hurwitz, 2006）が症例の記述様式の歴史的変遷についてまとめているので、それを引用しながら論じることとする。

ヒポクラテス学派の症例記録をみると、正確な記述、細部の客観的な描写、時系列に沿った緻密な記述、患者の個人的な生活については最小限の言及、といった特徴があることに気付くという。たとえば、「アリスティオンの女性奴隷は、足の中央部内側が自然に潰瘍化した。骨が浸食されて分離し、少しずつ脱落して腐敗した。下痢が始まった。そして彼女は亡くなった」。ここには「患者と医者のあいだに交わされた対話や議論の痕跡を認めることがほとんどできない。これらのレポートは、今ここの直接的なやり取りを反映しているのではなく、最終結果についての知識から整然と並べ変えられたレトロスペクティブな説明」であり、現代のカルテ記載に通じるスタイルである。

これに対して、ガレノスの『予後について』（A.D.二世紀）には次のようなケース記載がある。「私は、夜、身の置き所がなくて眠れないと訴える女性を診に行った。……私は彼女に生じたことを詳しく聞いた。特に、不眠を引き起こす要因となるようなことについて念入りに聞いた。しかし彼女はほとんど答えることはせず、質問しても無駄だと言わんばかりであった。ついに彼女は背を向けて布団の中に潜り、枕に頭を載せて、もう寝たいと訴えているかのようであった。その場を離れた後、私は彼女が以下の二つのいずれかに苦しんでいると結論づけた。ひとつは、黒胆汁によるメランコリー。もうひとつは、彼女が話したくないと考えている何らかのトラブル。それゆえ私は、これについて詳しく聞くことを明日まで延期することにした」。ガレノスは、このケースを半自伝的にまとめていて、医師と患者の出会いを説明しそこで医師のコミュニケーションを取ろうとする試みが拒絶されたことを詳しく述べている。読者は、ガレノス自身の思考過程、推論過程を知ることができる。ヒポクラテス学派の書式と比べると、主観と客観、内面と外面に同等の関心がはらわれ、それが記載されていることが対照的である。

十七世紀になると、医師と患者のナラティブが混在し、レポートによって、そのいずれかが優勢となったりする。患者が語る症状の描写から構成されている記述があるかと思えば、医師側の議論や思考について言及していて患者の語りが見られないものもある。ただ、そのいずれにおいても、病に何らかの意味を求めて筋書きを作ろうとする兆しをそこに認めることができるようだ。ハーウィッツは、十七世紀のカルテには、「存在論的なドラマと、運命が働いているという強い感覚」が示されていると述べている。

十八世紀においては、稀なもの、異常なものに対する関心が浮上してくる。症例報告のタイトルも、複雑で神秘的なものを予感させ、秘密に迫ることを予告するようなタイトルが流行り、「驚くべきwondrous」とか「けた外れのprodigious」といった単語が頻用された。患者は見世物となり、医師がレポートの中で秘密を解き明かすというスタイルが広まった。ロイヤル・ソサイエティは、「平易な文体の重要性を強調し、見かけ倒しの文彩や引喩を、科学的観察を脅かすものとして排除すると宣言」したほどであった。

十九世紀に入ると、ケースレポートは「個人的、会話的な色彩をより少なく、専門用語をより多く含むようになり、また病理学的所見に焦点を当てるように」なる。病歴と臨床病理的所見が分離して記述され、咳や嗄声といった症状に焦点が当たるようになり、患者の証言の信頼性が疑問視され、カルテから患者の言葉は消え、症状や行動、身体所見が断片的に記載されるようになる。たとえば、「一一CB一六十二歳、画家、三週間疝痛と便秘。頻繁に同様の発作――境界明瞭な青い線が退縮した歯肉の周りに。両側前腕の伸展筋の麻痺。治療――下剤、ガルヴァニー電気、鎮痛薬。入院六三日目」というように。こうして、現代のカルテの書式の基礎が出来上がっていくが、同時に患者の人間としての姿が見えなくなっていった。

以上、症例記述のスタイルの歴史的変遷をハーウィッツに拠りながら概観した。ヒポクラテス学派は冷徹な観察者の視点から客観的な描写をおこなっていたのに対し、ガレノスは半自伝的に、内面にも外面にも同じように目を配りながら医師と患者のやり取りを記していた。十七世紀になると症状の描写は患者の言葉を中心にまとめられている一方で、医師自身の思考や感情について記載することにもさほど抵抗はないようであった。十八世紀には、稀な症例、非凡な症例に主な関心が向き、十九世紀以降は客観的な記述が重視されるのと並行して患者や医師の主観、患者と医師の対話はカルテからは姿を消すことになった。

2　現代のカルテの特徴と盲点

カルテの記述様式の歴史的変遷を踏まえると、本書で示しているような語りベースの症例記述をおこなうことの難しさがわかって頂けるのではないかと思う。カルテの書式そのものが、患者と医者の主観を除くような形式をとるようになってきたからである。語りベースでカルテを記載することはガレノスの時代に逆行するかのように見えるかもしれない。しかし、現代のカルテの書式では患者が抱く病の物語を記したり、医師患者関係について検討したりすることはできないこともまた明らかであろう。

この点については、NBMをリードしてきたハーウィッツ（2006）もよく認識しており、現代のカルテの特徴について「標準的な書式を用いて三人称で書かれ、患者と距離を取る方略が用いられている」と述べ、ランセット（権威ある医学雑誌）に発表されたＳＡＲＳ（重症急性呼吸器症候群）のレポート（Wu et al., 2003）を例に取り上げて論じている。著者のウ医師自身、ＳＡＲＳに罹り、入院治療も受けて呼吸不全から回復したのだが、この論文は三人称で書かれ、自分のことを「彼」と呼び、診断、病状経過、検査所見、治療に関して描写されている。自分自身のことさえ第三者として記述し、患者（自分）がどのように感じ、何を思い、どんな体験をしたのかについての言及は一切ない。そこで、グリーンハルらは、もっと個人的な記述をウ医師に求め、その日記が公開された（Wu et al., 2004/2009）。そこにはランセットの論文からは見えてこない、患者＝医師の苦悩や不安が記されている。その一部を引用すると、

「二〇〇三年三月十四日。血液検査で異常が確認されたので、私は再検査のために病院に呼び戻され緊急入院となる。ＳＡＲＳのトリアージ病棟に歩いて入るとき強いデジャ・ヴを感じる。病棟は私にとってはとても親しみやすい場所であるが、今回は違う立場なので全てが異なっているように思える。ベッドに横たわることは白衣を着て臨終に立ち会うことよりもっと恐ろしく感じる。病棟回診を何年もしてきたが、病床にいる人がこんなにも恐ろしく感じているということを実感したことはなかった。私は医者として彼らの恐怖を克服するために保証を与えようとしてきたが、それは充分であったのだろうかと考える。診察してくれる医師に対して自分の恐怖を表現する事はとても難しいことだと分かる。彼らは素晴らしい医師だが、忙しい病棟回診のなかでの医師患者関係は恐怖の表現には不適当な状況であるように思える。もし私が回復して再び医療に従事できるなら、患者のなかにある恐怖を感じ取る機会として病棟回診をおこない、別の時間に患者のところに戻り彼らの恐怖を軽減するように努めたいと思う」。

患者として病室に入るとそれまでの風景が一変し、恐怖を味わい、医師としての自分のあり方を振り返り、内省する様子が記されている。この後、同僚が亡くなっていく様子を見てさらに恐怖が募り、自分にも死が差し迫ったなかで感じ考えたさまざまなことが綴られ、読む者の心に響く。しかし、医療におけるこれらの側面は、現代のカルテや医学論文からは姿を消した。グリーンハルらは、ランセットの論文には「SARSの経験を意味づけるために必要な人間的物語が甚だしく欠如している」と指摘しているが、これは現代のカルテの最たる特徴といえるのではないかと思う。

3　なぜ記述様式にこだわるのか？

患者や医師自身の心情、感情、恐怖、不安などがカルテに記載されないからといって、実際の医療実践においてこれらの側面が顧みられないということではない、という意見もあるかもしれない。カルテはあくまで医療の客観的記録であって、実践に影響を及ぼすこともないし、カルテ記載と実践とは別物と割り切ればよいのではないか、それゆえ、カルテから「人間的物語」が消えたとしても大きな問題ではないのではないか、と考える向きもあるかもしれない。このような立場をとることは、カルテは派生的な意味、第二義的な意味しか持たず、臨床実践の内容がカルテ記載の内容に影響を与えることはあっても、カルテへの記載が臨床実践に及ぼす影響はほとんどない、と考えることに他ならない。しかし果たしてそうだろうか。オング(1982/1991)は「書くことは意識の構造を変える」と述べている。患者と距離をとるような方略が張り巡らされた現代のカルテの書式を用いて書いているうちに、患者の苦悩、不安、病の物語が視界から消えてしまうのではないだろうか。記述様式はものの見方を暗黙のうちに規定してしまうという側面もあるのではないか。

この問題は、もう少し広い観点から考えることもできる。オング（1982/1991）は、人類の歴史のなかで、人間が書くことを始める前と後とで人間の意識の在り方が大きく変わってしまったことを緻密に分析している。書き記すことを知る以前の文化を「声の文化」、以後の文化を「文字の文化」と呼び、その特徴を比較検討している。それによると、「声の文化」については、累加的・累積的であって、従属的・分析的ではない、冗長ないし多弁的、人間的な生活への密着、感情移入的、参加的であって、客観的に距離をとるのではない、状況依存的であって抽象的でない、等の特徴が挙げられている。これら話し言葉の特徴（これはそのまま患者が語る言葉の特徴でもある）が、書き言葉、文字の文化では失われる。というのも、書くことによって、「コンテクストを持たない言語」、「それだけで独立した話」が確立されるからである。井筒（一九八三）も、書き言葉と話し言葉の違いについて、「発話（パロール）が文字に書かれ、書記言語（エクリチュール）のレベルに入ってひとつの言語テクストになると、コトバの性格が急に変わってしまう」と述べている。どう変わるかというと「話し手（A）が聞き手（B）に話しかける、言語的コミュニケーションの直接性がなくなってしまう。……いつ、どこで、どういう人が、どんな心理状態あるいは身体的状態で、どんな状態の人に向かって話しかけるのか、等々の要因で形成される発話行為特有の状況（シチュエーション）がほとんど全部消し去られてしまう。これをポール・リクールは「状況の脱落」と呼んだ。それでは、「文字の文化」に「声の文化」を取り戻し、カルテに脱落した「状況」を取り戻すためには、どのような書式を用いればよいのだろうか。

4　記憶に基づく逐語録

今から二十五年以上前のことになるが、筆者が医学部四回生のときに、京大で自主研修というカリキュラムが始まった。秋の三ヵ月間、授業は一切中止となり、自分の希望する研究室で研修を受けるというシステムである。そこで私は、友人たちと京都大学教育学部に赴いて事情を説明し、臨床心理学教室で研修を受けたいと申し出たところ、当時助教授でおられた山中康裕先生が快諾して下さり、研修が実現することになった。そして、臨床心理学の大学院生が心理臨床のトレーニングを受ける様子を目の当たりにして強い衝撃を受けた。強い印象を残したことのひとつが、臨床記録の取り方であった。カウンセリングは通常、週一回五十分を基本単位としておこなわれるが、面接が終わった後で五十分間ほとんどメモも取らずに聞いた話を、記憶を頼りに逐語録にしていく。患者が話した言葉だけでなく、治療者が語った言葉やそのときの感情とともに、治療者の記憶に基づいて、可能なかぎり逐語で記録を残すことが、大学院生の初期の教育としておこなわれていた。実際にそういうつもりで話を聞くとけっこう覚えていて、A４の用紙数枚分の記録になる。半年もカウンセリングが続くとかなりの分量の記録が蓄積するが、それを一時間くらいで発表できる分量に圧縮して発表し、同じく一、二時間くらいかけて検討するというのが、臨床心理学の領域でおこなわれている事例検討であった。

このような逐語式事例記録では、クライエントが何を語り、どのような考えを持っていたか、そしてそれをセラピストがどう聞いたか、どのようにセラピーが展開していったかなどについて、かなりの程度、追体験できる。そこで、当時（今から二十年以上も前になるが）医学生だった筆者は、医療のなかにこのような記録法を取り入れたら、患者の思いを汲みながら医療を展開しやすくなるのではないかと素朴に考えて、医師になってからは診療の傍ら患者の語りをできるだけ残すように心掛けた。本書で事例のことを詳しく述べることができるのも、そのような記録をずっと続けてきたからである。もっとも、すべての語りを残すことは無理なので、可能な範囲で印象に残った言葉を、断片的だが、逐語の形で書き留めるのがやっとであった。カルテに書くことは憚られたので、カルテとは別に筆者個人の記録として、いわば、「もうひとつのカルテ」を書いてきたのである。

5　逐語で書くことの意義

フロイトが事例を逐語的に記憶し、一日の診療の後で記録を書いていたことは有名である。現在でも多くの心理療法家が逐語的に心理療法の記録を残すことを続けている。この逐語録は、そこから理論を引き出したり仮説を検証したりするための生の素材《ロー・マテリアル》と捉えられることが多い。しかし、逐語的に記録を残すことは、それ以上に深い意味があるように思われる。記述様式は物の見方を規定するからである。医者が書くカルテには、患者の生の語りが記載されることは少ない。身体所見や検査データ、診断と治療法などが医学用語を用いて記載される。そのような記述を繰り返すうちに、自然と患者の姿や語りが医者の視界から消えてしまうのではないか。もし患者の語りに耳を傾けようとするなら、医者がＮＢＭを実践しようとするなら、記述様式から変えていく必要があるのではないかと思う。それではどのように記述するのがよいのだろうか。

語りに耳を傾けようと思うなら、語られた生の言葉を残していくという姿勢を基本におきたい。ただし、逐語録といっても、聞き手の心を通り、そこに刻み込まれたものが文字になることに意味がある。テープレコーダに基づく記録は、記録としては完璧を期待することができるかもしれないが、それが聞き手の心を通らずに再現される点が問題である。

聞き手の記憶に基づく逐語録は、逐語といえども聞き手の聞き方を反映するのだとすれば、なぜ逐語にこだわる必要があるのだろうか。毎週繰り返される「語り」と「語り」のあいだに、聞き手（心理療法家）の「書く」という行為が挟まれることで、聞き手は「語り」から距離をとって眺めたり、そのままでは消えてしまう「語り」を文字という形にして「固めていく」。この際、専門用語で固めすぎると、その後の展開が縛られてしまう懸念がある。フロイトが逐語録を続けたのも、それが程よく「固める」（Edinger, 1985/2004）からではないだろうか。さらに、書き言葉の特徴として、「状況の脱落」を挙げた。「具体的シチュエーションから切り離され」、誰でもそれを自由に解釈できる。この解釈の自由は、解釈の創造性へとつながる可能性ももちろんあるが、悪くすれば「勝手な解釈」にもなってしまう。「もとの発話状況」から切り離されて勝手な解釈に陥らないためにも、逐語という形式が必要となるのではないだろうか。逐語録は主観と客観のちょうどあいだにある、ともいえるだろう。

山中（二〇〇五）が述べている箱庭の上手な記載法は、「状況の脱落」を最小限にするような配慮がなされているともいえる。つまり、「箱庭の写真を見ればわかることをこまごまと書く」だけではだめで、「クライエントはこの五十分のセッションでどういう言動を示したのか、どういう動作、どういう体つき、顔つき、姿勢、それをまず的確に書く」。そして子どもの発した言葉を大事にし、箱庭作品以外で治療者とクライエントとのあいだで起こっていることに関して的確な記述を二行くらいで書き、そして最後に、この時点で自分が治療者として注目したものは何だったのか、あるいは感じたものはなんだったのか、どう自分なりに理解したのか、ということを二、三行で的確に括弧して書いて置く」。こうして具体的な状況が書き出される。

このような形で事例を記述することは、もはや客観的な記録を残すことではなく、聞き手の心を通り、そこに刻み込まれたものを文字にしていくという創造行為である。井筒（一九八五）が引用しているリチャード・ローティの次の言葉をそのまま実践に移したものといえる。「「書く」とは、デリダにとって、心のなかに生起している想念を文字で書き写すことではない。もしそうだとすれば、それは、音声言語を通じて自己実現するはずの「意味」というもの――あるいは、いわゆる「真理」――を文字言語のスクリーンに投射するというようなことになってしまう。そうではなくて、「書く」とは書き出すこと、何かを存在にまで引き出してくること、つまり、存在そのものを我々の目の前に引き出して見せるための術策なのだ」と。

6　病を「書く」

本書で提示した語りベースの症例記録は、単に患者の言葉を書き留めているだけに思われるかもしれないが、声の文化と文字の文化という広い枠組みから見ると、書記言語のなかにコンテクストを取り戻そうとする試み、文字の文化に声の文化を再現しようとする試みという側面があるように思われる。

井筒（一九八五）によると、「書く」といえば、昔流の考え方では、客観的に何かを文字に書きあらわすことであり、頭のなかにあらかじめ出来上がっていた思想をコトバで再現すること、あるいは、外的世界の客観的事態や事件をコトバで叙述し、描写することであった。つまり、「意味が言葉に先行」している。しかし、（ロラン・バルトを引用しながら）「そんなのはへぼ作家、えせ作者のやることであって、……本物の作家のすることではない」という。真の書き手においては、先に意味があってそれを言葉で表現するのではなく、次々に書かれる言葉が意味を生みリアリティを創っていくのだ。（さらにバルトを引用して）「書記行為においては、「身体」からじかに滲み出してくるコトバ、それだけが本物のコトバ」であり、大多数の、「身体」で書かないで「頭」で書く書き手の言葉は、「紋切り型」であり「生命のない共同言語、真似ごととしての言語使用にすぎない」という。

カルテ記載を、すでにおこなわれた医療行為を医学用語で記述し書き留めるだけのものと位置付けるなら、それは「紋切り型」となり「生命のない共同言語」に留まることになるだろう。ロラン・バルトやジャック・デリダが「書くこと」の意義を見直し、エクリチュール論を展開するなかで、発話行為と書記言語の関係は逆転した。書くことが第一義的な重要性を持ち、「根源書記」という概念が作り出されるに及んでは、「話しコトバは書きコトバの一つの特殊ケースにすぎない」とさえ主張された（井筒、一九八五）。この立場からカルテを見直すと、カルテ記載は単なる臨床実践の記録に留まらない重要な可能性を秘めているはずである。ところが、現代のカルテは、「身体」から滲み出してくる本物のコトバで書き込めるような書式を備えていない。語りベースの症例記録は、カルテに新たな意味創造の力を吹き込むものとして、一考に値する書式ではないかと思う。

文献

- Edinger, E.F. (1985) Anatomy of the Psyche. Open Court. 岸本寛史・山愛美訳（二〇〇四）『心の解剖学』新曜社
- Hurwitz, B. (2006) Form and representation in clinical case reports. *Literature and Medicine*, 25 (2), 216-240.
- 井筒俊彦（一九八三）『コーランを読む』岩波書店
- 井筒俊彦（一九八五）『意味の深みへ』岩波書店
- Ong, W.J. (1982) Orality and Literacy. Methuen. 桜井直文・林正寛・糟谷啓介訳（一九九一）『声の文化と文字の文化』藤原書店
- Wu, E.B., Sung, J.J.Y. (2003) Haemorrhagic-fever-like changes and normal chest radiograph in a doctor with SARS. *The Lancet*, 361

(9368), 1520-1521.
・Wu, E., et al. (2004) Hurwitz, B., Greenhalgh, T., Skultans, V. eds. Narrative Research in Health and Illness. BMJ Books.「戦士から犠牲者へ」斎藤清二・岸本寛史・宮田靖志監訳（二〇〇九）『ナラティブ・ベイスト・メディスンの臨床研究』金剛出版
・山中康裕（二〇〇五）「アジアの箱庭の現状」『箱庭療法学研究』17－2、87－106頁

第13章　傷を負った者が癒す

1　傷を負った者が癒す[1]

医療者が患者の体験していることを理解できるのは、自分自身が病気になったときである（Charon, 2006/2011）。この「傷を負った者が癒す」という考えは古代にまで遡ることができる。これを心理療法の概念として取り上げたのはユングであろう。ユング（1951）は「医者は自分が傷を負った分だけ癒すことができる」と述べ、ケレーニイ（1948/1997）を参照して、「それはまさに、ギリシア神話における「傷を負った医師」という概念が意味していることである」と言っている。ユングが「傷を負った医師」という言葉を活字にしたのは一九五一年のこの論文が最初である（Sedgwick, 1994/1998）が、その着想そのものはかなり早くからあったと思われる。ユングは「分析家は治療をする前に自分自身が分析を受けるべきである」と最初に主張してフロイトの受け入れるところとなったが、この「教育分析」の概念の背後に「傷を負った治療者」の考え方があったことは容易に察せられるからである。

本章では、セラピストの発病、セラピストにとっての患者体験の意義を論じようとしているが、その姿勢は自ずと「傷を負った者が癒す」という古代から連綿と受け継がれた伝統に通じることになる。ここで患者体験とは、セラピストが夢のなかで病気の体験をしたり、セラピー中に心理的身体的症状を体験したり、身内の看病をしたり、要は、病とか悩みをセラピストの側からではなく、患者・クライエントの側から体験すること、としておく。広い意味では教育分析も患者体験と捉えることができる。

2　健康な治療者と傷を負った治療者

「傷を負った者が癒す」という考え方は「健康な者が癒す」という考え方の対極に位置する。両者の対比は同種療法（ホメオパシー）と異種療法（アロパシー）の対比と捉えることも可能である。同種療法とはある症状を持つ患者に、それと似たような症状を引き起こすような薬物をごく少量投与することによって治療しようとする考え方で、発熱しているときに熱を下げようとするのではなく、発熱を促す物質をごく少量与えることで治療しようとする。この分類に従えば、現代医学は圧倒的に異種療法である。発熱に対しては熱を下げようとするし、痛みに対しては痛みを取り除こうとする。症状を促すのではなく除去することで治療しようとする。同種療法的な考え方がみられているのは、アレルギーの減感作療法くらいであろうか。このような趨勢のなかで、医療においては、そして心理療法においても、多くの場合、「健康な治療者」が「病んだ患者」を治療する、と漠然と考えられ、さらにはそれが望ましいと何となく考えられているのではないだろうか。

「健康な者が癒す」という立場からは、セラピストの発病や患者体験は、予防すべきもの、できれば避けたいものとみなされるだろう。健康でないものがどうして患者に健康を分け与えることができるだろうか。患者はセラピストの健康な部分を頼みとして立ち直っていくのではないのか。これはごく自然な考え方である

(1)　本章はもともと心理臨床家向けに書かれた論文が元になっている。そのため、セラピスト・クライエントという呼称を用いている。緩和医療の場面では医療者・患者と読み換えていただければ、本章の議論はそのまま緩和ケアにもあてはまると考えている。

（尤も、客観性を重視する現代医学の立場からすれば、治療者が健康であってもなくとも治療には影響がないということになるはずだが、それは机上の空論であって、実際のセラピーの場面では治療者の存在というのは無視することのできない大きな要因である）。セラピストが発病したり患者としての体験をしたりすることにどんな意義があるのだろうか。「健康な」治療者のどこに問題があるのだろうか。

3　実感をもって理解する

ローゼンバウムはリウマチを専門とする内科医だったが、七十歳のとき、声帯のがんを患った。幸い、放射線治療を受けて回復したが、その闘病体験は「自分が生まれ変わったような気がする」と述べさせるほど、大きな体験であった。医者という立場から一転して患者になり、それまで見ることが出来なかったさまざまな現実に目を開かれることになった。こうして書かれたのが『ドクター』（Rosenbaum, 1988/1992）という作品である。そのなかにこんな体験が記されている。

ローゼンバウムはがんという診断がほぼ明確になった直後に夢を見た。既に三年前に亡くなっていた母が「オートミールを作ってあげなさい。二重鍋で三時間かけてつくった本物のオートミールをね」といってくれる夢を見た。さらにその数日後、亡くなったはずの両親や祖父母が現れて、みんなが自分を抱きしめてキスをしてくれるという夢を見る。そこではじめて、ローゼンバウムは、三十年以上も前に診た「あの中国の老人が言っていたことが理解できるようになった」と述懐している。その患者は「ずっと前に死んだ人間、親父、お袋、子ども時代の友達がみんな毎晩やってきては話しかける」と語っていたのだが、ローゼンバウムがその話を「理解できるようになった」のは、三十年以上もたって自分ががんになり、同じような体験をしてからのことだった。われわれは現実を同じように見、同じように体験していると素朴に信じている。しかし、患者が体験していることを、実感をもって理解する事はそれほど簡単なことではない。

4　時空の変容

実感をもって理解するのが難しいのは、患者が体験している世界そのものが変容することに一因があるように思う。ローゼンバウム（1988/1992）も、「ベッドのわきに立つのと、ベッドに横たわるのとでは、眺めはまったく違う」と述べ、「もし過去に戻れるとしたら、私は患者たちにこれまでとは全く違った対応の仕方をすることだろう」と言っている。見える風景が異なれば対応もおのずと変わるというわけだ。

病を患うことで日常の風景が変貌する様子は井上靖（一九六九）の小説『化石』に見事に描写されている。井上靖はがんの主人公が体験する世界のほうを生き生きと描き、我々の通常意識の体験する世界を化石の世界と描写している。時間の流れも変わる。ローゼンバウムは、患者を二ヵ月待たせることに何も感じていなかったのに、いざ自分が患者になると、それがどれほど長い時間であるか痛感したと述べている。通常、心理療法は週に一回の割合でおこなわれることが多いが、切羽詰っているときには一週間後の次の面接が途方もなく先のように感じられるだろうし、逆に、週に一回のペースを頻繁すぎると感じることもあるだろう。単に時間が伸縮するだけではなく、時間そのものの質も変わる。たとえば、昨日から今日、明日へと連続的に経過するニュートン的時間から、かけがえのない瞬間が時々刻々と現成する前後裁断的な時間へと変わったりする。

このような時空の変化は、日常的な感覚だけではなかなか察するのが難しい。セラピストが発病や患者体験を通してこのような時空の変容を実感すると、クライエントの体験している世界に慎重な配慮を持って波長を合わせることが出来るようになるのではないだろうか。このような配慮は心理療法の前面に出てくるものではないが、背後で治療的な文脈を形成するうえで大きな役割を果たすものであるように思う。

5　あらゆる病気が自分のなかにある

この姿勢を徹底するなら、セラピストはあらゆる病気にかからなければ患者を理解できない、という極端な意見も出てくるかもしれないが、実際的には不可能である。しかし、手がかりはある。たとえば、医学生は病気に関する講義を聴くあいだに「ありとあらゆる病気にかかるのではないかという不安を持つ時期を経る」(Guggenbühl-Craig, 1971/1981)。がんの講義を聞いて、自分のホクロが悪性ではないかと気になったり、便秘になるとがんの徴候ではないかと不安になったりする、という類いの体験は多くの医者が持っているだろう。筆者自身にも思い当たるところがある。このような体験は、広い意味での「患者体験」と呼べると思うが、グッゲンビュールは「医学生たちのいわゆるこの神経症的な段階こそ、まさに彼らにとっての別れ道である」と言う。「この瞬間こそ、あらゆる病気が自分のなかに存在しているのだということを彼らが理解し始める瞬間なのである」。あらゆる病は実存的な可能性として自分自身のなかにある。セラピストのなかにも患者がいる。そして、心理療法の場面でセラピストの側に生じてくるさまざまな感情や身体症状も、患者体験の糸口になるのである。これらを積極的に抑圧したり徐々に忘れたりするか、あるいは、それを意識的に見つめ取り組んでいくか、が「健康な」治療者と「傷を負った」治療者との分かれ道になる。

6　セラピストのなかの患者と患者のなかのセラピスト

それでは、治療者のなかにも患者がいることを否定し抑圧して「健康な」治療者になっていくことのどこに問題があるのだろうか。グッゲンビュール（1971/1981）は、「治療者―患者」元型という観点を導入している。ここで元型とは「生まれながらにしてある行動の可能性のこと」であり、人類の歴史、あるいはさらに以前の歴史のなかで発達してきたものであると定義されている。グッゲンビュールの卓見は、母親の元型とか、父親の元型とか、子どもの元型を述べるよりも「母親―子ども」元型とか「父親―子ども」元型について述べたほうがよいと主張した点である。同じく、「治療者の元型とか患者の元型というような特別なものは存在」せず、治療者も患者も「同じひとつの元型のそれぞれの一面」だということになる。彼はこの「同じひとつの元型」を「治療者―患者」元型と呼んでいる。

治療者が自分のなかの病者を抑圧して自分は病気とか傷とは全く関係ないという考えを持ち始め、「健康な」治療者になると、もはや患者のなかに治療的要因を布置することはできなくなる、とグッゲンビュールは言う。「治療者―患者」元型が分裂してしまうからである。その際、元型のなかで抑圧された部分は外界に投影される。病者は内的治療者をセラピストに投影し、治療者は自分自身の傷を患者に投影する。このような状態は一時的には満足な状態を作り出すものの、患者のなかの治療者が賦活されないままになるので、長い目で見ると、治癒がそれ以上進まないという停滞状態に陥る。これは「健康な」治療者にとってひとつの壁となる。

この状況で、治療者が発病したり、自分自身の患者体験を見つめ直したりする、つまり治療者が傷を負うと、それに呼応して患者は自分のなかの内的な治療者と出会う。こうして、お互いが相手に見ていた患者と治療者とを自分自身のなかにみるようになり（投影の引き戻し）、患者が癒されるだけでなく、治療者のなかの患者も癒される（Samuels, 1985/1990／北山、二〇〇六）。つまり、セラピストの発病や患者体験は、患者のなかの内的治療者を活性化する働きがある、といえる。山中が重症の肺炎で三ヵ月も休んで復帰したときに、すべての患者さんに「先生、もう大丈夫なんですか？　あまり無理をしないほうがいいですよ」と言われて、「僕が支えていたと思っていた。思い込んでいただけだった。本当は逆で、支えられているのは「こっち」だったんだと気がつ」いた（山中、二〇〇〇）のは、まさにこのことだったのではないかと思う。

7　力の問題

「健康な」治療者のもうひとつの問題はさらに深刻である。元型が分裂すると、それを一つにしようとする力が入ってくる。医者は患者を自分の力の対象にすることで、患者は医者の力に従うことで、分裂した元型を一つにしようとするので、双方にとって、力の問題が入りやすい状況にある。ちなみに、先ほどから引用しているグッゲンビュール（1971/1981）の著書の原題は『援助における危険としての力』となっており、この本はまさしく「力」の問題を扱った本なのである。グッゲンビュールの著書は読み手の心をどんどん深く抉っていくところがあり、学生時代にこの本と出会って、私自身相当考えさせられた。ここで詳しくは紹介できないが、ぜひ一読を勧めたい。

この「力」にはプラスの面もある、と彼は言う。「卑小で暴君的な医者でも、少なくとも自分なりのやり方で、医者という職業の根本に存在している問題と闘ってはいるのではある。その点では少なくとも、患者を支配しようという努力すら決してしない、ただ人を陽気にさせるだけの医者よりも、暴君的な医者のほうがまだましである」と彼独特のアイロニカルな表現で指摘しているが、現代の状況はむしろ、彼が危惧した方向に進んでいるのかもしれない。それはともかく、このようなプラスの面にもかかわらず、分裂した元型を力によって結びつけることは、多くの場合、「非常に有害」である。「病者は永遠の患者になる」し、「健康な」治療者は、患者を治そうとして知らないうちに患者をこの「力」の犠牲にしてしまう。特に、医師、心理療法家、ソーシャルワーカー、教師など人を援助する職業にはこの問題は盲点となる部分であるとグッゲンビュールは言う。力への欲動がこれらの職業を選ぶ大きな動機になっているとさえ主張している。この観点からすると、セラピストの発病や患者体験は、治療者のなかにも患者がいることを思い起こさせることで「治療者―患者」元型の分裂を補償する動きとみることもできる。

8　心的感染

「傷ついた癒し手」たちには注意しなければならない二つの危険がある、とセジウィック（1994/1998）はいう。死とインフレーション（自我肥大）である。セラピストの発病や患者体験はこの二つの危険に対するブレーキという意味合いも持つ。本節と次節ではそれについて述べておく。

前者については、フェレンツィの壮絶な「実験」（彼はこの治療を「実験」と呼んでいた）が思い起こされる。彼は「精神分析者としての晩年に、自分の女性患者の一人と申し合わせて、自分は全力を尽くして以下の役割を果たすと決めた。たとえば、患者は自分の欲しいだけフェレンツィの時間を奪うことがゆるされ、一日に七、八回も面接を受けた。……必要ならば深夜の面接をもいとわなかった。……休日にもフェレンツィと行動を共にしてよいことにされた。……実験は数年間もつづいた。ついにフェレンツィは病んだ」(Balint, 1968/1978)。フェレンツィは、上記の「実験」を終えた二、三週間後に亡くなった。

あらゆる病を治療関係に由来するものと捉えるのも行き過ぎだが、セラピストが発病したり、種々の症状が現れたりした場合は、治療関係とのかかわりのなかでどのような意味を持つかを考えておく必要があるだろう。感染するのはウイルスや結核だけではない。心的感染(Jung, 1946)も起こり得るからである。患者の病に感染してセラピストが発病してしまっては治療どころではなくなる。こうして、治療構造を明確に守ることの必要性が強調されるようになり、治療構造を守ることは患者を守ると同時にセラピストも守ることになる、という認識が共通理解となっていった。

心的感染の概念から新たな治療の可能性が開けた。フェレンツィが文字通り命を懸けて発見したことは、「自分の解き方では解けないことが判ればよい」といった消極的なことに留まらず、「そこに精神分析の技術と理論の重要な新発展の可能性が潜」んでいた(Balint, 1968/1978)。そのひとつが「逆転移解釈の技法」である。精神分析においてさまざまな角度から盛んに論じられることとなったのは周知のとおりである。ユング派における展開はセジウィック(1994/1998)に詳しい。筆者になじみの深いところでは、ボスナック(1989, 1997/2003, 2004)がセラピー中に治療者に生じてくる種々の身体症状を積極的に治療に生かしているので参考になる。これらはセラピストの発病や患者体験から生まれてきた治療技法といえるだろう。

9　自分とは何か

先に引用したローゼンバウムは、病から回復し、仕事に戻ったときにさらにショックを受けたという。

「ローゼンバウムはかけがえのない人物というわけではないということ」がわかったからである。「いささかショッキングな事実だった。私が病気と闘っているあいだ、診療所……メディカル・スクール、そして病院、どこも私がいなくても、全くものごとが滞ることはなかった」（Rosenbaum, 1988/1992）。

ショックの強さは、自分がすべてを支えているという意気込みの強さを物語っている。これは裏を返せば、インフレーション（自我肥大）に陥っていたともいえる。この種のインフレーションは必ずしもネガティブなものではない。それはエディンガー（Edinger, 1985/2004）が言うように、「個人が集合的、統計的な標準に飲み込まれてしまわないために必要な元型的思考」であり、危険だがある意味では心理療法に不可欠のものである。セラピストの発病や患者体験はこのインフレーションに水を差す働きがある。肥大が収縮に転じたとき生じてくるのは、自分がいなくても変わらないのであればいったい自分はなんだったのか、自分はそれまで何をしてきたのか、といった問いであろう。こうして、セラピスト自身が、自分とは何か、という問いへと導かれることになる。この問いは、まさにクライエントが病や悩みにおいて直面する問いでもあり、それについてセラピスト自身が悩んでいくことでクライエントと同型の悩みを悩むことになるが、そのこと自体、心理療法をおこなううえで深い意味を持ってくる。

10　ヒポクラテスとアスクレピオス

医神アスクレピオスは生まれながらにして傷を負っていた。その母コロニスは、アポロの子（アスクレピオスのこと）を身ごもっていたのに、不義を働いた。その知らせをアポロに伝えたカラスはアポロの怒りを受けてそれまで白かったのに黒くなったと言う。アポロは姉のアルテミスを遣わしてコロニスを殺したが、その子アスクレピオスは葬儀の薪が燃やされているあいだに子宮から取り出された。こうして生まれながらに傷を負ったアスクレピオスは、ケンタウロスのケイロンのもとで医術を学んだが、ケイロンもまたヘラクレスが誤って放った毒矢のために不治の傷を負った。アスクレピオスはその後医神となって多くの不死なら ぬ人間を癒したが、死者を蘇らせたためゼウスの怒りをかって、その雷で死んだ。アスクレピオスもケイロンも「傷を負った治療者」であった。

現代医学を象徴するのは「無菌化され滅菌された白さ」(Bosnak, 1984, ボスナック、二〇〇四)である。「清潔な針」が病気を治すと考える。これに対して、心理療法家が治療に使うのは「汚れた針」である、とボスナックは言う。われわれの針は「劣等な動機とか個人的な巻き込み、自分の汚物によって汚れている」。北山(二〇〇五)が「サイコロジストに白衣は似合わない?」と言った背後にも同様の理由があるのではないか。そうだとすると、心理療法の背後に控えている神は、ヒポクラテスではなく、傷を負った治療者としてのアスクレピオスがふさわしいということになるのだろうか。

文献

• Balint, M. (1968) The Basic Fault. Tavistock Publications. 中井久夫訳(一九七八)『治療論から見た退行』金剛出版
• Bosnak, R. (1984) The Dirty Needle. *Spring*, 44, 105-115. (Bosnak, 2004 所収)
• Bosnak, R. (1989, 1997) Christopher's Dreams. Delta. 岸本寛史訳(二〇〇三)『クリストファーの夢』創元社
• R・ボスナック著、岸本寛史・山愛美訳(二〇〇四)『ドリームワーク』金剛出版
• Charon, R. (2006) Narrative Medicine. Oxford University Press. 斎藤清二・岸本寛史・宮田靖志・山本和利訳(二〇一一)『ナラティブ・メディスン』医学書院
• Edinger, E.F. (1985) Anatomy of the Psyche. Open Court. 岸本寛史・山愛美訳(二〇〇四)『心の解剖学』新曜社
• Guggenbühl-Craig, A. (1971) Macht als Gefahr beim Helfer. Karger. 樋口和彦・安渓真一訳(一九八一)『心理療法の光と影』

創元社
・井上靖（一九六九）『化石』角川書店
・Jung, C.G. (1946) Die Psychologie der Übertragung.　林道義・磯上恵子訳（一九九四）『転移の心理学』みすず書房
・Jung, C.G. (1951) Grundfragen der Psychotherapie Gesammelten Werke 16. Walter.
・Kerényi, K. (1948) Der göttliche Arzt. Studien über Asklepios und seine Kultstätten. Darmstadt.　岡田素之訳（一九九七）『医神アスクレピオス』白水社
・北山修（二〇〇五）「サイコロジストに白衣は似合わない？」『臨床心理学』5(2)、191頁
・北山修（二〇〇六）「治療物語の定番」臨床心理学6(3)、369－376頁
・Rosenbaum, E.E. (1988) A Taste of My Own Medicine. Random House.　飛田野裕子訳（一九九二）『ドクター』扶桑社
・Samuels, A. (1985) Jung and the Post-Jungians. Routledge & K. Paul.　村本詔司・村本邦子訳（一九九〇）『ユングとポスト・ユンギアン』創元社
・Sedgwick, D. (1994) The Wounded Healer. Routledge.　鈴木龍監訳（一九九八）『ユング派と逆転移』培風館
・山中康裕（二〇〇〇）『こころに添う』金剛出版

初出一覧

第1章　書下ろし
第2章　左記の執筆原稿に加筆修正した。
「がん終末期ケアにおける「こころのケア」とナラティブ」日本在宅医療学会、11⑴、186-190頁、二〇一〇年
第3章　書下ろし
第4章　「緩和医療における痛みの語り」『N：ナラティヴとケア』1、28-34頁、二〇一〇年
第5章　「痛みとは何か」『臨床心理学』5⑷、443-449頁、二〇〇五年
第6章　「緩和ケアとスピリチュアリティ」『現代のエスプリ』7、73-82頁、二〇一一年
第7章　左記の執筆原稿に加筆修正した。
「病名の衝撃」山中康裕監修『揺れるたましいの深層』創元社、二〇一二年
第8章　「病うことと幸福感」『最新精神医学』17⑷、323-329頁、二〇一二年
第9章　「死の臨床と罪意識」北山修・山下達久編『罪の日本語臨床』創元社、二〇〇九年
第10章　左記の執筆原稿に加筆修正した。
「臨床心理士への期待、今後へ向けて」矢永由里子・高田知恵子編『がんとエイズの心理臨床』創元社、二〇一三年
第11章　左記の二本の論文を下敷きに、本書の論旨に添って書き直した。
「身体と言語とカルテ：言語化とカルテ」『N：ナラティヴとケア』2、58-64頁、二〇一一年
「NBM——病を書く」『臨床心理学』6⑵、251-256頁、二〇〇六年
第12章　「緩和医療における時間」『こころと文化』12⑴、31-37頁、二〇一三年
第13章　「セラピストの発病と患者体験の意義」『臨床心理学』6⑸、606-611頁、二〇〇六年

おわりに

本書は、主としてがん医療に携わる医療者に向けて書かれているが、事例を中心に述べていているので、医療関係者でなくても読んで頂ける内容になっていると思う。医療者のみならずがん医療に関心のある方にも読んで頂ければ、なお嬉しい。筆者が診療において大切にしたいと思っていることが少しでも伝われば幸いである。

本書『緩和ケアという物語』は、がん医療に関する単著としては『癌と心理療法』（一九九九年）、『緩和のこころ』（二〇〇四年）に続く第三作目になる。『癌と心理療法』の元になった原稿は、もともと出版を意識して書いたものではなかった。医学生の頃から臨床心理学に影響を受け、事例研究という方法論も知っていたので、カルテとは別に患者とのやり取りを書き残していた。大学院に入って臨床から少し離れた時に、内科と血液内科で経験した患者のことが溢れるように思い起こされてきた。その思いに急き立てられるようにして書き留めた原稿が、思いがけず形になったのが『癌と心理療法』である。

『緩和のこころ』は緩和ケア病棟での臨床経験を元に書いたものだが、当時、がん患者に「適応障害」という「病名」が用いられていることを知り、憤りを感じたことが執筆の大きな動機となった。精神医学の立場からはDSMの診断基準を用いて正しい診断を行うことは当然のことかもしれないが、がん患者の多くは、病気を患うまではふつうに社会生活を行っていたことを考えるなら、安易に精神疾患の診断基準を適用するのではなく、「異常な状況における正常反応」と捉えて接するのがよいのではないか、と論じた。精神医学的な診断の重要性を否定するつもりはないが、当時たまたま目にした「災害時のストレス・マネジメント」（アメリカ合衆国・カリフォルニア州・ロサンゼルス郡役所・精神保健部作成）の基本方針に書かれていることの方がよほど臨床の現場では役に立つと考えたことも執筆の力となった。

それから十年以上が経過した。この間筆者は、富山大学保健管理センターでは学生相談に携わり、京都大学医学部附属病院では緩和ケアチームの立ち上げに関わった。学生相談はがんの臨床と直接関係するものではないが、健康診断で圧倒的な数の健康な学生の診察をし、健康なポピュレーションを体感できたことは有用であった。

京大病院で緩和ケアチームを立ち上げるにあたり心がけたのは、依頼を受けたらなるべく早期に顔を合わせて主治医と直接話をして、求められていることを把握した上で可能な限りそれに応えるような動きをすることであった。コンサルテーション・チームでは、患者の診療だけでなく、依頼主である主治医や病棟スタッフの助けにもならねばならない。そこで、依頼主である主治医に対してもナラティブ・アプローチ（「はじめに」を参照）を心がけた。この基本方針により、緩和チームへは活動当初から多くの依頼をもらい、新規依頼患者数はすぐに年間四〇〇件を超えた（二〇一三年度の全国のがん拠点病院四九七施設の年間の新規依頼患者数の平均は一三三件、中央値は九六件で、四〇〇件を超える施設は八％に過ぎない）。もちろん筆者一人の力ではなく、チームメンバーの助けがあってのことであることはいうまでもないが、それでも、このように多くの依頼を頂けたのは、この基本方針あればこそだと信じている。

依頼数が増えてくると、チームの中からこんな意見が聞かれるようになった。依頼が多ければよいというものではない。依頼の質を高めるために、オピオイドの導入のような初歩的な依頼を減らし、もっと高度なケースの依頼の割合が高くなるように働きかけるべきではないかと。筆者は反対であった。依頼主を評価するという居丈高な姿勢に反発を覚えたことも理由の一つではあるが、それよりも、依頼に「初歩的な依頼」も「質の高い依頼」もない、と思ったことが大きい。

オピオイドの導入という、一見「初歩的」にみえる依頼であっても、オピオイドを導入すれば事足りるとは限らない。第4章で示したように、治療の流れの中で様々なことが次々と展開していく。そういう時にこそ、チームの真価が発揮されるのである。症状にスポットライトを当ててそこだけ見るのではなく、治療の流れの全体を見ようとするなら、「初歩的な依頼」と「質の高い依頼」を区別することなど不可能に思えてくる。また、「初歩的な依頼」と評価する姿勢の背後には、「こんな簡単な依頼は出さないでほしい」というニュアンスを言外に含むことになりやすいが、そのような姿勢では主治医と良好な関係は築けない。主治医は一緒に診てほしいと考えて依頼を出しているのであって、依頼の質を評価してほしいなどとは思っていないだろう。依頼に応えようとするところにコンサルテーション・チームの意義があるのではないか。

結局のところ、筆者が大切にしたいと思うのは、患者に対してであれ、（緩和チームへの依頼主である）主治医に対してであれ、「緩和医療とはかくかくしかじか」という「正しい緩和医療」を基準に考えるのではなく、「まず聞いてから考える」というスタンスを可能な限り持ち続けようとすることに尽きる。ところが、現在の学会の基本的なスタンスも、緩和医療の教育や研修も、前者に力を注いでいるように見える。そしてそういう教育を受けた緩和チームのスタッフが、主治医や患者に対して「緩和のことを全然わかっていない」と不満を抱いたりするのを、直接・間接に耳にするにつけ、「緩和医療の正しい理解」の弊害を思ってしまう。その極端な形が「正しい説明という暴力」なのだと思う。

筆者は、ある研修会で講演をした後、参加されていた外科医から、「緩和医療というのは、患者に病名告知を強いるのですか」と尋ねられた。質問の意図を摑みかねたので、詳しく聞くと、次のような事情が明らかになった。前に勤めていた病院で、自分が診ていたがん患者の痛みが強くなってきたので緩和チームに依頼をした。その患者は高齢で家族がどうしても病名を告知してほしくないということで告知をしていなかった。化学療法も適応ではなかったし、あえて告知をしなくてもよいと思って家族と一緒に診てきた。ところが、緩和チームの面々（医師だけでなく看護師や臨床心理士も）には「告知をしていないことが問題だ」と言われ、痛みの相談以前に、病状説明ができていないと叱責された（少なくともその先生はそう感じた）。以来、「緩和」と聞くだけで自分には拒否反応が生じるようになり、当然ながら、緩和チームへ依頼することもなくなった、とのことであった。自分がしたことではないが、申し訳ないという気持ちでいっぱいになった。

また別の知り合いの内科医（他院の医師だが）は、やはり緩和チームに依頼して、痛みを正しく評価することが必要と言われ、痛みのチェックシートなるものを渡され、それに毎日書き込むようにいわれたという。自分は自分なりに患者の痛みを診ているしカルテにもその推移を記載している。それなのに、こんなシートを渡されて、ただでさえ忙しいのにやることは増えたし、そもそも、一律にこのようなシートに書き込むことにどのような意味があるのか疑問に思う。患者によっては数値で聞かれることを苦痛に思う人もいれば、毎回痛みのことを聞くだけで痛みが増してしまう人もいる。一人ひとりの状況に応じて個別に対応することこそチームの仕事ではないのか。そのように言われ、返す言葉がなかった。

最近、がん拠点病院の要件として苦痛のスクリーニングが義務づけられることになった。スコアの高い患者は緩和チームに自動的に紹介されるシステムを作るなどして、緩和チームへの依頼を増やそうとの意図が見え隠れするが、臨床現場の個々の文脈を無視して、そんな強引なやり方をしてもうまくいくとは思えない。ここにも「正しい説明という暴力」が影を落としていると思う。

「病状を正しく説明すること」も「痛みを正しく評価すること」も、それ自体、間違ったことを言っているわけではない。しかしそれぞれの医療の文脈を無視して押しつけられるなら、深い傷を残す暴力になることもあるのだ。そのことを、身を以て体験したことが本書を出版したいと考えた大きな動機となっている。

本書の出版に当たっては、創元社の編集部の方々にお世話になった。二〇〇五年に渡辺明美さんから頂いた年賀状に「緩和の本を書いてみませんか」とあったのを真に受けて、その思いに応えたいとずっと思ってきた。ただ、当時は緩和医療の現場から離れていたので、すぐには実現しなかったが、二〇〇七年に思いがけず京大病院で緩和ケアチームの立ち上げに携わることになり、二〇一二年に大学を離れるまで、色々な経験をさせて頂いたこともあり、一書をまとめたいという気持ちになった。渡辺さんの期待にどれほど応えられているかについては心もとないが、京大の卒業論文のつもりで、私が臨床において大切にしたいと思うことをまとめてみた。渡辺さんには他にも筆者のわがままをいろいろと聞いて頂いて、要所要所で適切に対応して頂いた。また、津田敏之さんには筆者の思いを汲んで頂いて企画成立にご尽力いただいた。宮﨑友見子さんにはお忙しい中、文献の一つひとつにまで目を配った緻密な校正作業と行き届いた心配りとをして頂き、大変お世話になった。特に、校正作業に関するやり取りで、私がこうしてほしいと思っている修正箇所を、こちらから提示する前に宮﨑さんから提案して頂くということが何度もあり、こちらの心が見えているのではないかと思ったほどである。私のことを深く理解して頂いていると感じ、不思議な安心感を与えて頂いた。心から感謝申し上げる。本書ががん医療を物語という観点から見直すきっかけになれば幸いである。

平成二十七年四月四日

岸本寛史

岸本寛史（きしもと・のりふみ）
一九六六年生まれ。一九九一年京都大学医学部卒業。現在、高槻赤十字病院緩和ケア診療科部長。主な著書『癌と心理療法』『緩和のこころ』（誠信書房）『緩和医療レクチャー』（共編、遠見書房）『ナラティブ・オンコロジー』（共編、遠見書房）『ナラティブ・ベイスト・メディスンの実践』（共著、金剛出版）『臨床ナラティブ・アプローチ』（共著、ミネルヴァ書房）『コッホの「バウムテスト［第三版］」を読む』（共著、創元社）ほか。
主な訳書『MDアンダーソン・サイコソーシャル・オンコロジー』（共監訳、MEDSi）『ナラティブ・ベイスト・メディスン』（共監訳、金剛出版）『ナラティブ・メディスン』（共訳、医学書院）『関係するこころ』（共訳、誠信書房）『バウムテスト［第3版］』（共訳、誠信書房）ほか。

緩和《かんわ》ケアという物語《ものがたり》
正《ただ》しい説明《せつめい》という暴力《ぼうりょく》

2015年7月20日　第1版第1刷発行
2022年5月20日　第1版第3刷発行

著者　岸本寛史
発行者　矢部敬一
発行所　株式会社 創元社
〈本　社〉〒五四一-〇〇四七
大阪市中央区淡路町四-三-六
電話（〇六）六二三一-九〇一〇㈹
〈東京支店〉〒一〇一-〇〇五一
東京都千代田区神田神保町一-二　田辺ビル
電話（〇三）六八一一-〇六六二㈹
〈ホームページ〉https://www.sogensha.co.jp/
印刷　太洋社

ISBN978-4-422-11593-1